AF563918

# PRINCIPES

DE

# PHYSIOLOGIE PATHOLOGIQUE

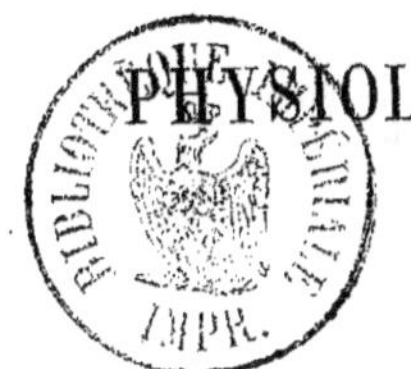

APPLIQUÉE

Par M. le D^r L. BRÉBANT

Ancien Interne des Hôpitaux de Reims,
Membre de la Société Médicale de Reims.

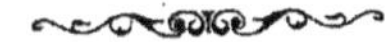

REIMS,
IMP. ET LITH. DE E. LUTON,
Rue Cérès, 17.
1866

# FACULTÉ DE MÉDECINE DE PARIS.

**Doyen**, M. WURTZ.

**Professeurs.** MM.

| | |
|---|---|
| Anatomie | JARJAVAY. |
| Physiologie | LONGET. |
| Physique médicale | GAVARRET. |
| Chimie organique et chimie minérale | WURTZ. |
| Histoire naturelle médicale | BAILLON. |
| Pathologie et thérapeutique générales | *N*..... |
| Pathologie médicale | BÉHIER.<br>MONNERET. |
| Pathologie chirurgicale | GOSSELIN.<br>RICHET. |
| Anatomie pathologique | *N*..... |
| Histologie | ROBIN. |
| Opérations et appareils | DENONVILLIERS. |
| Pharmacologie | REGNAULD. |
| Thérapeutique et matière médicale | *N*..... |
| Hygiène | BOUCHARDAT. |
| Médecine légale | TARDIEU. |
| Accouchements, maladies des femmes en couches et des enfants nouveau-nés | PAJOT. |
| Clinique médicale | BOUILLAUD.<br>GRISOLLE.<br>*N*.....<br>*N*..... |
| Clinique chirurgicale | VELPEAU.<br>LAUGIER.<br>NÉLATON.<br>*N*..... |
| Clinique d'accouchements | DEPAUL. |

*Doyen honoraire*, M. le Baron PAUL DUBOIS.

*Profess. honoraires*, MM. ANDRAL, CLOQUET, CRUVEILHIER, DUMAS et TROUSSEAU.

**Agrégés en exercice.**

| | | | |
|---|---|---|---|
| MM. BUCQUOY. | MM. GUYON. | MM. LEFORT. | MM. POTAIN. |
| CHARCOT. | HOUEL. | LORAIN. | RACLE. |
| DESPLATS. | JACCOUD. | LUTZ. | RAYNAUD. |
| DESPRÉS. | JOULIN. | NAQUET. | SÉE. |
| DE SEYNES. | LABBÉ (LÉON). | PANAS. | TARNIER. |
| DOLBEAU. | LABOULBÈNE. | PARROT. | VULPIAN. |
| FOURNIER. | LIÉGEOIS. | | |

**Agrégés libres chargés de cours complémentaires.**

| | |
|---|---|
| Cours clinique des maladies de la peau | MM. HARDY. |
| — des maladies des enfants | ROGER. |
| — des maladies mentales et nerveuses | LASÈGUE. |
| — de l'ophthalmologie | FOUCHER. |

*Chef des travaux anatomiques*, M. SAPPEY, agrégé hors cadre.

**Examinateurs de la thèse.**

MM. RICHET, *président;* , , .

M. FORGET, *secrétaire.*

---

Par délibération du 7 décembre 1798, l'Ecole a arrêté que les opinions émises dans les dissertations qui lui seront présentées doivent être considérées comme propres à leurs auteurs, et qu'elle n'entend leur donner aucune approbation ni improbation.

HONNEUR AUX MORTS

ET

REGRETS ÉTERNELS

Au plus zélé et au plus obligeant des Maîtres

M. LANDOUZY.

A M. le docteur Alex. HENROT

dont j'ai eu le bonheur de connaître l'amitié.

A M. le docteur PHILLIPPE.

A M. le professeur **STŒBER**

De Strasbourg.

Il m'a fallu 13 ans pour exécuter vos conseils.

A MES MEILLEURS AMIS

Le docteur **DOYEN**, de Reims

Le docteur **VINCENT**, de Vouziers

Le docteur Adolphe **HENROT**, de Reims

Le docteur **LUTON**, de Reims.

A M. le docteur **HANNEQUIN**

mon Compatriote,

mon ancien Maître,

mon ancien Directeur à l'Ecole de Reims.

A MESSIEURS

**MALDAN**

**DECÈS** père

**BLANCHARD**

**PANIS**

mes anciens Maîtres.

A M. le docteur **DU VAL**

mon ancien Chef de service.

**A TOUS MES CONFRÈRES**

De Reims.

Témoignage de reconnaissance pour la bienveillance avec laquelle ils m'ont accepté au milieu d'eux.

**A MES ANCIENS CONFRÈRES**

De l'arrondissement de Vouziers.

# PRINCIPES

DE

# PHYSIOLOGIE PATHOLOGIQUE

APPLIQUÉE.

---

## INTRODUCTION.

En vertu des lois de notre esprit dans la recherche de la vérité, et en vertu même des lois du langage, la science est forcément abstraite et analytique dans son exposition et dans sa méthode, tandis que les réalités sont toujours et nécessairement concrètes et synthétiques.

On ne peut se faire une idée nette d'aucun objet complexe, comme les réalités naturelles, sans soumettre cet objet à un travail méthodique de décomposition successive. Mais le but de ce travail analytique, c'est l'établissement dans l'esprit d'une connaissance synthétique du même objet; c'est-à-dire d'une connaissance qui révèle à l'esprit l'unité de l'objet dans la solidarité et par la communion des parties constitutives de la réalité (1).

Un homme se présente à nous; c'est là une réalité des plus complexes qu'il soit donné à notre esprit d'étudier et de comprendre. Si nous voulons connaître, comprendre l'homme vivant, nous sommes obligés de parcourir une à une chaque division analytique établie dans la science physiologique. Mais cette étude de détails, cette étude séparative et d'abstraction n'est qu'un moyen nécessaire pour mettre notre esprit en état de saisir le tout ensemble et par une simple vue de totalité. C'est ce que veulent exprimer les verbes *comprendre, connaître*, entendus dans leur sens étymologique.

Et, non seulement, pour bien comprendre et connaître, il ne suffit pas de se remémorer, par addition complète, tous les éléments d'étude successivement parcourus dans l'analyse scientifique; il ne suffit pas d'ajouter bout à bout et au contact, chacun des éléments analytiques; il faut encore et surtout que chacun de ces éléments soit entrevu à sa place, en son temps, dans son sujet substantiel, dans son activité inhérente et propre, et dans ses corrélations rayonnantes à l'infini, soit avec les autres éléments considérés au point de vue statique, soit surtout avec tous les autres éléments considérés au point de vue dynamique.

Si l'homme vivant, à l'état normal, nous présente, à chaque moment de sa vie, un pareil problème synthétique à résoudre, il s'en faut bien qu'à chaque moment le problème soit le même. Tantôt cet homme vivant a la sensation de la faim et de la soif; tantôt il digère les aliments et les boissons. Tantôt il sent le besoin de respirer; tantôt il respire amplement. Tantôt il se livre aux travaux manuels d'un art pratique; tantôt il se livre à la combinaison réfléchie des idées spéculatives. Tantôt il marche; tantôt il reste assis dans une voiture qui l'entraîne. Pendant douze ou quinze heures, il se livre à un exercice vigil que gouverne sa volonté libre; pendant la nuit, il s'adonne au sommeil que dominent les activités animales et automatiques. Dans ces mille et mille changements que fournit la scène vitale, c'est toujours l'état normal; mais quels changements de corrélations dans les actes et dans leur valeur rationnelle! Il faut que le physiologiste puisse ainsi parcourir la vie entière en chacun de ses stades analytiques et coordonner toutes les fonctions, successivement, autour d'une fonction quelconque prise comme la plus importante.

Ainsi, tantôt il faut comprendre la vie entière au point de vue de la digestion, toutes les autres fonctions étant considérées comme conditions, comme moyens ou comme but; tantôt il faut ainsi comprendre la vie entière au point de vue de la respiration, de la locomotion, de la pensée, etc., etc. En d'autres termes : il faut s'habituer à considérer la vie comme une sphère, dont le centre serait, à volonté, sur un point quelconque, et dont la circonférence embrasserait l'être vivant tout entier.

Si la vie normale nous présente, à chaque instant, ces difficultés ; à plus forte raison en sera-t-il de même de la vie morbide.

Que devient la vie totale, en général, et dans chaque station intermédiaire, lorsque telle fonction particulière est troublée de telle ou telle autre façon ? Par quelle série de coordinations dynamiques soit normales persévérantes, soit anormales, accidentelles et plus ou moins intenses ou durables, s'est établi l'état universel qui constitue la maladie, aujourd'hui, et en ce moment ? Par quelle série de coordinations dynamiques pourra s'établir un ordre de santé nouveau et permanent ? Telles sont quelques-unes des questions que présente chaque malade au thérapeutiste.

Tout malade nous présente donc à faire sa physiologie entière : avant sa maladie ; pendant la durée de sa maladie, en face des lésions en voie de production ou déjà produites, en face des modificateurs thérapeutiques indiqués pour l'avenir ou déjà employés ; après sa maladie, s'il lui reste une prédisposition acquise ou une infirmité réellement établie.

La pathologie est une science qui, comme toutes les sciences, étudie, non des réalités, mais des abstractions. Elle est soumise aux lois des sciences, et ces lois ressortent toutes de l'analyse. Mais la clinique est un art qui n'a commerce avec la science pathologique que comme moyen préparatoire. Elle s'attaque aux réalités, et dès lors elle force le médecin à s'habituer au travail synthétique dont je donnais plus haut l'idée. Voici un malade par lésion de l'œil ; en voici un autre, par lésion du poumon; celui-ci est malade par trouble de digestion, celui-là par trouble de circulation; tel est malade par une lésion générale diathésique, tel autre l'est par une lésion traumatique sans racine en arrière de l'accident initial; l'un présente une seule lésion accidentellement établie au début, elle ne s'est compliquée que plus tard par des lésions différentes et disséminées; l'autre s'est trouvé atteint en même temps par des voies diverses, et, dès le début, son état a été complexe et multiple en son siége et dans ses causes. Chacun de ces malades a un mode de vivre différent du mode normal qui lui est propre et différent des modes de vie pathologiques présentés par chacun des autres. Il faut que le praticien fasse, pour chacun, la physiologie pathologique qui lui appartient; et chacune de ces déterminations générales doit, à tous les moments de l'examen, tenir un compte exact de tous les événements normaux ou anormaux, dans leur état, dans leur origine, dans leur mesure, dans leur ordre de succession, de balancement, de remplacement, d'affaiblissement, d'exacerbation, etc., etc.

En face de pareilles nécessités pratiques : Quelles idées générales faut-il avoir sur la vie, la santé, la maladie, la thérapeutique? Quelle méthode d'examen faut-il adopter? Quels procédés de discussion pathologique faut-il employer pour la saine interprétation des faits morbides? Quelles qualités indispensables doit présenter le praticien? Telles sont les principales questions que je me propose d'examiner dans cet essai de philosophie clinique.

On ne trouvera, dans ces essais, ni études historiques, ni travail précis d'érudition critique. J'ai tout appris; mais en réalité, je n'ai rien pris à personne. Ceci est proprement une œuvre de digestion personnelle. Je me suis alimenté des œuvres de tout le monde, et ce n'est pas le zèle de la lecture qui m'a manqué; mais je n'ai rien assimilé sans un travail d'appropriation préalable. Toute revendication me semblera légitime pour les faits et les idées en particulier; mais, je déclare qu'il n'est personne, que je sache, dont je puisse suivre actuellement le drapeau. Qu'on me pardonne cette franche déclaration, et surtout qu'on n'y trouve pas une manifestation d'orgueil. Mieux que personne je connais ma faiblesse. D'ailleurs, il n'y a pas d'orgueil là où il n'y a pas de volonté de choix, et cette ébauche de doctrine n'est certainement, de ma part, que l'œuvre d'un instinct que je n'ai su dompter.

---

*N. B.* Les notes indiquées par des chiffres entre parenthèses seront reportées à la fin de l'ouvrage.

# PRINCIPES

DE

# PHYSIOLOGIE PATHOLOGIQUE APPLIQUÉE.

---

## CHAPITRE PREMIER.

—

### LA VIE ET LA MORT.

La vie est le mode d'activité des corps organisés.

Ce mode particulier, caractéristique de la vie, c'est la solidarité et le développement avec identité persévérante du même organisme.

L'embryon, dès l'instant de la fécondation, jouit d'une autonomie qui ne se démentira plus qu'à la mort, par la dissolution des parties constitutives de l'organisation. Jusque-là, qu'il devienne fœtus, dans le sein maternel, enfant, pubère, adulte, vieillard, dans le milieu atmosphérique où il fournit sa carrière; malgré tous ces changements, toutes ces transformations, son unité organique demeure identique;

il s'est développé, mais il est toujours resté lui-même et non un autre.

La même raison qui rend compte de cette unité dans l'espace et dans le temps : c'est la solidarité.

La solidarité, dans toute la compréhension qui appartient à cette idée, ne s'applique pas seulement aux unités organiques, mais embrasse l'univers entier et chacune de ses divisions unitaires. Les unités organiques ne sont dans l'univers qu'un point aussi incapable de se suffire à lui-même que la cellule la plus caduque et la plus éphémère détachée de l'organisme qui la soutient et la vivifie. C'est par un véritable travail de séparation factice que nous nous habituons à étudier en eux-mêmes et isolément les sujets organisés vivants. Mais cette abstraction, nécessaire à nos faibles moyens, n'offre aucun danger, du moment où l'esprit de l'observateur s'habitue à restituer les milieux et à n'en pas négliger les influences.

SOLIDARITÉ DANS L'ESPACE.

La solidarité dans l'espace consiste dans l'union de parties actives diverses, assemblées de manière à constituer un seul organisme.

La solidarité, conçue ainsi au point de vue purement substantiel, n'offre pas à l'esprit une idée claire ni surtout bien utile. Au point de vue dynamique, au contraire, l'esprit conçoit clairement la solidarité, et cette conception devient une des idées les plus utiles, non seulement pour comprendre l'organisme vivant, mais pour le gouverner, s'il y a lieu.

La solidarité dynamique (2) consiste en ce que toute partie individuellement active reçoit l'influence de l'activité de chacune des autres et du tout ensemble, et réciproquement en ce que toutes les parties séparément conçues ou vues ensemble reçoivent l'influence de l'une quelconque des parties constitutives de l'unité totale. Cette influence réciproque des parties sur le tout et du tout sur les parties à chaque moment de la durée est ce que j'appelle la solidarité statique et dynamique dans l'espace. C'est une des formes de la solidarité qui caractérise la vie.

L'importance solidaire des parties successivement étudiées diffère considérablement. Dans certaines parties, l'importance est absolue; sans elles, la vie est impossible. Dans d'autres, l'importance solidaire est seulement relative; sans elles, telle fonction est irrégulière ou insuffisante, la vie en est d'autant troublée dans son rhythme ou dans sa durée; mais cette importance devenant relative à des fonctions de plus en plus légères, peut finir par disparaître entièrement aux yeux de l'observateur, quoiqu'elle ne puisse être niée tout-à-fait.

Ainsi, qu'une excoriation légère enlève un lambeau d'épiderme à la surface cutanée dorsale d'un doigt, cet événement est sans importance générale, quoique, à y bien regarder, il ne puisse être sans un retentissement général sur l'économie entière. C'est ce que démontrent ces érysipèles, ces ulcérations, ces phlegmons mêmes qui, préparés par une prédisposition morbide générale, se développent sous l'influence de la moindre cause occasionnelle. Le coup de pied que je donne sur le sol n'ébranle guère les antipodes, et cependant, en principe, il faut admettre que la terre entière en a été ébranlée. La mesure de ces influences nous dépasse comme nous dépasse toute connaissance des infiniment petits.

Que je sois atteint d'une brûlure accidentelle, cet événement prendra tout de suite une importance en rapport avec l'étendue de la lésion. Cette importance devra être mesurée relativement à la sensibilité, à la circulation, à la nutrition, etc., relativement au membre atteint, relativement à la section du membre directement lésée.

Que, sous l'influence de l'aspiration accidentelle d'un gaz irritant porté jusqu'au sein du poumon, je sois pris d'une inflammation de cet organe; l'importance de cet accident est en rapport avec la fonction de respiration qui, devenue impossible, sans douleur au moins, pour la partie lésée, devient d'autant plus incomplète pour l'organe tout entier qu'il n'agit généralement que d'un mouvement commun. Elle est en rapport avec l'intensité de la lésion bronchio-pulmonaire, avec le siége précis de la lésion qui peut attaquer la muqueuse seule ou le tissu pulmonaire en même temps, ou même le tissu vasculaire de la partie lésée et, de proche en proche, des parties circonvoisines. Elle est en rapport avec la fonction d'hématose qu'elle modifie d'autant, soit directement, soit par l'intermédiaire du système nerveux. Elle est en rapport avec la circulation générale qui, d'abord modifiée en moins, au premier contact du gaz irritant, se modifie bientôt en plus par un mouvement fébrile réactionnel commandé et régi par le système nerveux. Elle est en rapport avec les fonctions musculaires de l'organisme qui, devant prendre leur point d'appui sur le poumon, par le moyen de l'effort, manquent de ce point d'appui et condamnent les muscles volontaires à un repos au moins relatif. Elle est en rapport avec la nutrition générale que gouvernent l'hématose et la circulation, et surtout avec la nutrition locale qu'une déviation accidentelle amène à une suractivité plasmatique dont la durée, l'intensité, la forme et les produits détermineront pour plus tard des événements sériels difficiles à vaincre en totalité et sans reste, etc., etc.

Dans ce dernier exemple, la solidarité vitale devient très-évidente. On pourrait presque la poursuivre jusque dans chacune des cellules vivantes qui constituent l'organisme.

C'est ainsi que l'importance organique et fonctionnelle se présente à tous ses degrés dans toutes les formes de la solidarité.

L'étendue des tissus altérés par la cause morbide sert beaucoup moins à mesurer l'importance d'une lésion que la valeur même de la fonction troublée par suite de la lésion. Certains organes n'ont qu'une influence purement sociale ou somatique; au point de vue de la conservation de la vie, la lésion de pareils organes a peu d'importance. Certains organes sont suppléés facilement, soit pour un temps, soit pour toujours; leur perte temporaire ou définitive peut dès-lors passer pour un accident de peu d'importance. Mais il est des fonctions tellement importantes que la vie ne peut se maintenir que par leur presque intégralité; ces fonctions ne peuvent permettre que des lésions légères, ou bien la vie générale est de suite dans un grand danger.

Que le système nerveux modulateur (3) des fonctions préparatrices soit touché de façon à perdre son fonctionnement normal, dans le même sens et dans toutes les parties à la fois; immédiatement la vie est grandement compromise : c'est ce que l'on observe dans certains empoisonnements. Il en est de même si les éléments modulateurs qui font partie essentielle du fluide sanguin viennent à perdre instantanément leur fonction régulière. Il en est encore ainsi dans le cas où, par une cause quelconque, le plasma interstitiel perd la propriété d'entretenir la vie et la virtualité fonctionnelle des tissus. Il en est encore ainsi dans le cas où le plasma du sang perd instantanément et partout la propriété qui lui appartient de maintenir les globules en suspension régulière et dans leur constitution normale. La perte totale du sang, la destruction du système nerveux ne compromettraient pas plus radicalement la vie. C'est que chacune de ces lésions possibles supprime une fonction générale absolument nécessaire : la nutrition.

Si, dans l'ordre de ces lésions, il peut s'en présenter qui n'atteignent la nutrition que sur une partie de l'organisme, l'importance naturelle de cette lésion se proportionne à l'étendue de ses effets, et bien que la nutrition soit une des formes les plus accusées de la solidarité organique, les parties non directement touchées seront en souffrance et en déviation, mais la vie générale pourra persévérer.

La solidarité que j'étudie en ce moment existe à tous les moments de la vie : que le sujet soit dans un état de santé parfait ou même dans un véritable état de maladie. Les fonctions se pénètrent et se combinent, se coordonnent et se mesurent réciproquement de manière à subir leurs influences mutuelles.

Pour bien comprendre la solidarité anatomo-physiologique ou pathologique, il est nécessaire que nous nous arrêtions sur les principales conditions organiques de la vie.

Ces principales conditions sont : des propriétés dynamiques particulières inhérentes à chacune des dispositions anatomiques ayant un caractère distinct; des variabilités d'action dont chaque puissance à part aussi bien que les puissances groupées ou même l'organisme total sont susceptibles, variabilités d'action qui, maintenues dans une certaine mesure, appartiennent à la santé, et qui, sorties de cette mesure ou simplement désharmonisées, appartiennent à la maladie; une uniformité d'origine certaine pour chaque espèce de puissance analogue; des analogies d'activité reliant entre elles les puissances distinctes séparément conçues; enfin des intermédiaires communs universellement répandus et doués de modes d'activité capables de s'unir avec les puissances diverses constituées en unités séparées.

Revenons sur chacune de ces conditions.

Toute disposition anatomique simple ou coordonnée dans sa multiplicité constitutive est une puissance physiologique distincte. La physiologie actuelle a beaucoup à faire sur ce point. Les fonctions spéciales et répondant toujours à une disposition anatomique réelle sont bien plus nombreuses que celles sur lesquelles on a coutume de s'arrêter. Lorsqu'une meilleure théorie de la force et des fonctions sera donnée, cette lacune scientifique se comblera d'elle-même. Mais ce n'est pas dans une épreuve probatoire de doctorat qu'il m'est possible d'entamer un pareil sujet. La manière incomplète dont on a fait l'analyse des fonctions physiologiques ne peut empêcher de comprendre ma pensée sur les conditions de la vie. Je poursuis donc mon examen.

Une disposition anatomique très-tranchée et bien connue répond à la fonction de respiration aérienne chez l'homme. Supposons que chacune des parties reliées entre elles pour constituer l'appareil respiratoire soient parfaitement normales dans leur état, dans leur activité et dans leur coordination dynamique, c'est à cette constitution que se trouve attachée la normalité type de la fonction. Déjà cet état statique et dynamique présente une grande variabilité d'actes répondant, les uns à l'inspiration, les autres à l'expiration. Si le sujet se livre au repos de l'esprit et du corps, il respirera d'une manière correspondante. S'il se livre à un exercice corporel ou intellectuel, la respiration se modifie dans son ampleur, dans sa rapidité, dans son rhythme. La respiration peut ainsi varier de mille manières sans cesser d'être normale; à plus forte raison sans se compromettre dans son existence. Ces variabilités sont œuvre de solidarité, conditions de la vie réelle.

L'activité propre de l'appareil respiratoire n'a pas une mesure mathématique, bien que l'appareil reste identiquement le même au milieu de ces variabilités fonctionnelles.

Du moment où il n'y a pas une mesure mathématique d'activité correspondante à l'organisation de l'appareil respiratoire, on conçoit que cette activité puisse se combiner avec d'autres activités, variables elles-mêmes, s'il en est qui puissent exercer sur elle une influence directrice ou modératrice. Et c'est en effet ce qui a lieu, soit dans l'état normal, soit dans l'état morbide.

Une des puissances les mieux isolées de la fonction respiratoire, c'est le diaphragme. Il va nous présenter, comme l'appareil total, des variabilités d'action qui pourront parcourir une gamme d'intensité, d'ampleur et de rapidité vraiment étonnante, sans qu'il y ait changement matériel notable, et sans qu'il y ait menace de mort pour lui ou pour l'organisme entier. Ces variabilités sont œuvre de solidarité. Elles se coordonnent et s'harmonisent soit avec les variations totales de la fonction, soit avec les états particuliers du ventre, des muscles abdominaux, des côtes et de leurs muscles, etc., etc. Il en est surtout ainsi dans les états morbides, quand il y a irritabilité bronchique ou pulmonaire, douleur nerveuse ou musculaire, inflammation pleurale, embarras de la circulation abdominale, nausées par discrinie ou inflammation du péritoine, de l'estomac, du foie ou de tout autre organe abdominal, etc.

Ces deux exemples déjà parcourus nous montrent à l'état morbide des troubles d'activité nécessités par des déviations fonctionnelles ayant d'autres siéges, et quelquefois un siége très-éloigné. Cette remarque nous permet de saisir la nécessité qu'il y a, dans les faits morbides toujours complexes, d'interpréter la cause des variations fonctionnelles reconnues dans l'observation clinique. Tout symptôme ne dénote pas un mauvais état de l'organe qui le fournit. C'est dans l'étude de la solidarité fonctionnelle que se trouve la raison des symptômes et les motifs du caractère pathogénique ou autothérapique que le médecin devra leur donner.

Il n'est aucun des compartiments secrets de la circulation intime, qui ne puisse présenter à l'observation exacte les plus fréquentes variabilités : œuvres nouvelles de la solidarité, d'autant plus sensibles ici que tout le système circulatoire est généralement considéré comme un ensemble de canaux en communication, gouvernés par un seul organe central. Les progrès récents de l'anatomie et la connaissance nouvelle des influences vaso-motrices locales permettent aujourd'hui de se rendre raison de certaines variations circulatoires partielles, mais ne nuisent aucunement à l'idée de la solidarité universelle du système, en lui-même et dans ses rapports avec toutes les autres fonctions de l'organisme.

La circulation locale des glandes varie avec l'activité ou le repos de leur sécrétion. Elle varie avec tous les mouvements coordonnés, soit pendant la santé, soit pendant la maladie (4).

Chaque cellule elle-même, individuellement considérée, présente des variations d'activité multiples et très-étendues. Elle s'imbibe de plus ou moins de liquide; elle en fixe les éléments en elle-même avec plus ou moins d'activité; elle décide des générations cellulaires plus ou moins franches et abondantes, selon mille circonstances de voisinage, d'action de l'organe auquel elle appartient, de préparation nutrimentaire plus ou moins régulière, de circulation générale ou partielle variable elle-même, etc., etc. Certaines impressions immédiates ou médiates augmentent ou diminuent son activité osmotique, catalytique, générative ou simplement fonctionnelle.

Chaque appareil, de quelque complexité qu'il soit, chaque organe, chaque fibre, chaque vaisseau, chaque cellule, chaque granulation vivante, chaque molécule liquide ou solide de l'organisme a son activité spéciale et distincte; et chacune de ces activités peut subir des variations très-étendues qui permettent la conservation des rapports coactifs de plus en plus éloignés, non seulement sans danger pour la vie générale, mais même nécessaires à sa conservation et au rétablissement du type normal de la santé, quand par accident ce type a été altéré.

Activités spéciales et distinctes inhérentes aux parties de l'organisme et variabilités possibles de ces activités : telles sont les deux premières conditions de la solidarité dynamique vitale dans l'espace.

Il nous reste à faire comprendre comment les individualités actives distinctes peuvent s'unir intimement dans l'unité solidaire de l'organisme total. Cela s'explique : 1° par l'uniformité d'origine; 2° par l'analogie virtuelle de toutes les parties entre elles; 3° par des intermédiaires organiques universellement répandus dans tout l'organisme.

Cette étude nous fera sentir toute la futilité des discussions sur le principe vital, puisque ce principe est dans toute partie séparément conçue ou assemblée aussi bien que dans l'organisme total.

La force inhérente est à la racine de tous les atômes; qu'y a-t-il d'étonnant à la voir se manifester en fonctions dans l'organisme? Ne se présente-t-elle pas de même dans chaque partie de l'univers et dans l'univers tout entier? ceci, sans préjuger la question de création ou d'existence éternelle et suffisante; question qui appartient à la philosophie générale.

Tout appareil peut se décomposer en organes, tout organe en tissus, tout tissu en fibres et toute fibre en cellules. La cellule, cet élément dernier de l'organisation, provient partout des mêmes conditions organiques : c'est un élément plus ou moins vivace procréé en continuité avec un tissu actuellement vivant, dans un milieu intime approprié et par des matériaux tout à la fois fournis par le tissu préformé et ce milieu approprié. Telle est l'uniforme origine de toute cellule vivante, depuis cette cellule embryonnaire dont l'énergie virtuelle doit présider à l'organisation d'un animal complet, jusqu'à ces cellules caduques et éphémères dont l'existence individuelle doit sitôt disparaître par dissolution dans les liquides excrémentitiels. La présence d'un tissu préformé d'une espèce particulière, et la présence d'un liquide plasmatique interstitiel à peine différent du plasma général en circulation sont les conditions suffisantes qui déterminent les formations cellulaires diverses.

En vertu de cette analogie de formation et de constitution, des groupes de cellules s'établissent en continuité et en communauté de nutrition et de fonction, et ces cellules exercent l'une sur l'autre une action continue de présence par suite de laquelle s'établit une solidarité étroite de vie normale ou morbide.

Chaque cellule doit être considérée comme douée d'une fonction propre; cependant, au point de vue de la nutrition comme de la multiplication, les cellules, bien que différentes entre elles, présentent la plus grande analogie d'activité.

Elles procréent au contact ou dans leur intérieur même des cellules semblables à elles; elles sont baignées d'un plasma interstitiel commun; elles absorbent le même plasma interstitiel; dans les mouvements osmotiques qu'elles produisent, elles prennent et rendent au même milieu; elles ont besoin des mêmes conditions générales de chaleur, de lumière, d'électricité, de pression, de renouvellement des milieux : ce sont là autant d'analogies virtuelles qui expliquent la solidarité intime des cellules, même diverses, dans une zone plus ou moins étendue de coactivité mutuelle ou réciproque. Toute l'individualité active des cellules se passe dans leur substance même, soit qu'elles décomposent par catalyse, au moment de l'endosmose, le liquide interstitiel qui les pénètre; soit qu'elles recomposent, par une autre action catalytique, au moment de l'exosmose, le liquide qui, après les avoir pénétrées, se restitue dans le milieu interstitiel.

L'action individuelle de toute cellule doit être considérée comme une fonction propre de décomposition chimique s'exerçant sur une partie infiniment restreinte de liquide interstitiel. Les éléments chimiques isolés par cette action cellulaire se rencontrent ensuite dans des corrélations de nombre ou de disposition nouvelles, et c'est l'attraction propre à ces coordinations nouvelles des éléments chimiques qui détermine la formation des éléments propres aux cellules spéciales ou des éléments nouveaux que contient après coup le plasma interstitiel commun.

C'est proprement ici et de cette façon que s'établit la solidarité intime des solides et des liquides constitutifs du corps vivant.

Les coordinations actives des éléments chimiques s'exercent à des distances infiniment petites. Les coordinations actives des cellules dans les territoires solidaires s'exercent elles-mêmes dans des bornes excessivement restreintes; comment va s'établir la solidarité à distance, la solidarité à l'infini de l'organisme total? C'est maintenant ce que nous allons trouver dans la troisième condition énumérée plus haut.

Il me suffira sans doute de nommer le sang, dont la fonction de solidarité universelle est évidente. Avec le sang, le moyen universel de la solidarité vivante, c'est le système nerveux.

On peut considérer le système nerveux comme un appareil continu, disséminé dans toutes les parties de l'organisme et centralisé dans un point unique. Trois éléments différents, au moins, le constituent : 1° des cellules sensitives; 2° des cellules excito-motrices; 3° des filets unissants de cellule à cellule, de surface périphérique sensible à cellule sensitive, et de cellule motrice à fibre contractile.

Les actions de ces éléments divers se propagent et se succèdent avec une telle rapidité, que les subordinations les plus éloignées paraissent instantanées et comme spontanées. Elles s'associent et se combinent avec la plus grande facilité, et chacune de ces associations donne au dynamisme nerveux la plus admirable variété, la plus inénarrable multiplicité d'actes dont la vie tout entière de l'humanité pourrait seule nous fournir le tableau réel.

Bien que constituant un appareil anatomiquement continu, le système nerveux se présente donc en réalité comme une multiplicité dynamique capable de fonctions très-dissemblables au moyen d'associations et d'influences réciproques pour ainsi dire infinies.

L'anatomie et la physiologie permettent d'établir plusieurs groupes différents dans le système nerveux. Chacun de ces groupes fournit analytiquement les trois éléments que j'ai indiqués plus haut. Ces groupes coordonnent les actes vitaux dans une zone de plus en plus généralisée. Ce sont : le système nerveux intestin ou grand sympathique; le système nerveux automatique ou bulbo-myélique; le système nerveux de la liberté ou cérébral.

La division de ces groupes en éléments est beaucoup plus évidente dans le système intestin. Voici comment on peut concevoir le type de l'organe nerveux élémentaire capable de sa fonction propre : un groupe de cellules vivantes, solidarisées par la nutrition, la multiplication et la fonction organique commune, ont une impressibilité, une sensibilité commune aussi; à ce groupe aboutit la dernière division d'un filet nerveux conducteur centripète; l'impression du groupe cellulaire se communique par contact à cette extrémité nerveuse; par continuité de tissu semblable, ce filet communique l'impression périphérique à une cellule sensitive centrale placée dans le ganglion coordonné le plus voisin; cette cellule centrale sensitive reçoit l'impression venue par le nerf, en en constatant pour ainsi dire la valeur; cette sensation imprime à un filet nerveux opposé au premier un ébranlement particulier; cet ébranlement particulier parcourt par continuité de tissu identique tout le filet qui unit la cellule sensitive à une cellule excito-motrice coordonnée; cette cellule nouvelle transforme l'excitation sensitive en excitation motrice; cette excitation motrice parcourt par continuité de tissu un nouveau filet nerveux et aboutit enfin à une détermination anatomique nouvelle douée de contractilité.

Voilà bien le type de la solidarité vitale! Les liquides de l'économie, puisés à la même source et rendus à cette source, s'établissent en solidarité avec les cellules chargées de les utiliser et les élaborer; celles-ci s'établissent en solidarité sur place, par continuité ou par contiguïté, dans une zone coactive restreinte; les cellules douées d'impressibilité s'établissent en communion d'activité par un intermédiaire unissant avec une cellule spécialement sensitive et chargée organiquement d'un compartiment vivant; cette cellule sensitive s'établit ensuite en solidarité d'action avec une cellule motrice, et celle-ci enfin avec une fibre contractile; dès lors nous comprenons la vie commune dans l'organisme tout entier, et nous la comprendrons d'autant mieux encore, si nous remarquons que la fibre contractile, en se raccourcissant, donne elle-même une impression à un filet sensible qui, gagnant une nouvelle cellule sensitive et de nouvelles cellules excito-motrices, devient le point de départ de nouveaux mouvements organiques subordonnés.

Les mêmes moyens de solidarité expliquent les relations dynamiques des fonctions complexes. La présence d'un bol fécal accumulé à la partie inférieure du rectum suscite des actes sensitifs multiples et coordonnés qui, arrivant jusqu'à la conscience, éveillent des actes de mémoire et des actions intellectuelles et affectives commandées par l'éducation et la pudeur. Bientôt la volonté intervient, et tout-à-coup nous nous plaçons dans un lieu favorable, dans une position commode, et tout un ensemble musculaire de la vie volontaire se met en effort commun avec les muscles de la vie intestine pour accomplir l'excrétion nécessaire.

Là, les corrélations ne sont plus d'éléments à éléments, mais d'organes à organes, d'appareils à appareils.

Parcourons encore un autre exemple.

Un corps sapide est introduit dans la bouche; par action mécanique, physique et chimique, il impressionne les cellules superficielles de l'organe; celles-ci communiquent leur impression à tous les filets nerveux sensibles de la région; puis ces filets sensibles mettent en activité de sensation les cellules sensitives des ganglions les plus proches; ces dernières mettent en émoi les cellules motrices chargées de gouverner l'afflux du sang dans les glandes de toute la région, et dès lors ces glandes produisent des liquides versés dans la cavité buccale pour le bon exercice de la mastication et de l'insalivation.

Mais ce n'est pas à cela que s'est bornée l'influence de la première impression constatée. Le même corps sapide a touché des papilles gustatives et de tact général; ces papilles ont transmis l'impression plus haut et plus loin par d'autres filets nerveux, non plus à des cellules placées dans les ganglions du système intestin, mais à des cellules sensitives spéciales, placées au centre de ganglions nerveux plus rapprochés de la moelle épinière, ou même placés dans le bulbe et dans le cerveau. Les cellules sensitives des ganglions déterminent l'action automatique des muscles de la langue, des lèvres, des mâchoires, du pharynx et même de la poitrine. Les cellules sensitives du bulbe déterminent d'autres mouvements; enfin les cellules cérébrales perçoivent la sapidité, son espèce, excitent des jugements subordonnés, et décident des déterminations volontaires par suite desquelles se produisent des actes nouveaux d'une valeur personnelle ou sociale entièrement observable.

Ce n'est pas tout encore. Chacun de ces actes subordonnés à la sensation première devient une cause d'impression sensitive et d'excito-motricité nouvelles qui peuvent également aboutir, soit à des actes intestins vaso-moteurs, soit à des actes musculaires automatiques, soit à des actes intellectifs, affectifs et volontaires nouveaux.

L'analyse exacte de tous les faits physiologiques élémentaires du moindre de nos actes réels nous mène à une constatation fastidieuse par la multiplicité des éléments actifs mis en présence. J'ai essayé, pour un autre travail, cette étude sur quelques-uns des actes réels les plus simples; mais on arrive à un tel enchevêtrement d'activités combinées, que l'esprit d'un médecin instruit de toute la physiologie peut seul s'y reconnaître. Et cependant, la vérité est ainsi. On ne peut comprendre la vie qu'à ce prix.

La solidarité s'établit dans le système nerveux par gradations de plus en plus complexes, ainsi que dans les autres fonctions de l'organisme. Toujours nous voyons l'impressibilité s'unir à la sensitivité, celle-ci à l'excito-motricité, et cette dernière à la contractilité. C'est ce cercle élémentaire qui explique la vie dans toutes les parties, les fonctions intellectuelles étant seules réservées. Et voilà où se trouve le secret de la solidarité la plus intime : c'est que chaque acte de sensitivité, d'excito-motricité et de contractilité devient cause de sensitivité et d'excito-motricité nouvelles, ou même cause de conscience volontaire et libre. Transmutation de la sensibilité consciente en mouvement, retour à la conscience du mouvement sous forme de sensibilité, et cela en séries successives multiples et coordonnées, tel serait le résumé aphoristique de la solidarité nerveuse.

La solidarité dans l'espace, entendue comme je m'efforce de l'établir, se résume encore en deux mots bien connus dans la science médicale : Sympathie et Synergie. Ces deux aspects, reconnus par les anciens, se rapportent à la solidarité restreinte ou générale. Un acte de sensibilité normal ou anormal s'unit à des actes de sensibilité plus ou moins éloignés, mais coordonnés par le système nerveux. De même, des actes excito-moteurs se combinent entre eux, soit par des coordinations de cellules centrales, soit par dissémination combinée de motricité émanant d'une même cellule centrale. Dans les deux cas se produisent des coordinations actives dont l'application physiologique ou pathologique est extrêmement fréquente.

Traiter ce sujet de la solidarité dans l'organisme

exigerait plus d'espace que n'en comporte une thèse, et plus de temps que les nécessités de la vie ne m'en laissent; mais il me semble en avoir assez dit pour bien faire comprendre la vie dans sa forme de solidarité que j'ai appelée dans l'espace.

Je veux faire encore une seule remarque. On ne réfléchit pas assez à cette vérité : que la nature n'emploie pas deux moyens pour produire la vie normale ou pour l'entretenir dans les déviations morbides. Dans les deux cas, elle se sert des mêmes intermédiaires coordinateurs.

Le sang est en communication vasculaire universelle, et partout le même sang fournit et reprend le même liquide interstitiel.

Si un organe cellulaire ou un organe plus complexe, chargé d'une fonction unitaire, entre en fonction normale ou déviée, cette action entraîne, par sympathie et par synergie, des actions multiples normales ou déviées dans des organes plus ou moins éloignés. De là des multiplications d'effets morbides ou des répétitions sérielles gouvernées par la même cause pathogénique dont la solidarité fait connaître le mécanisme.

### SOLIDARITÉ DANS LE TEMPS.

La solidarité dans le temps n'a pas moins d'importance que la solidarité dans l'espace. C'est elle qui explique les lois sérielles du développement des maladies, les lois de l'hérédité, les lois des idiosyncrasies acquises, les lois des transformations successives présentées par chaque organisme dans la série des âges qu'il a parcourus jusqu'au moment où on l'observe.

Tout ce que nous venons d'examiner avait pour but de nous faire comprendre comment l'unité vivante normale ou morbide pouvait provenir d'une multiplicité d'agents à l'infini doués eux-mêmes d'une activité distincte et individuelle et d'une variabilité d'actions très-étendue.

Il s'agit maintenant de comprendre comment cette unité, si variable elle-même, peut se maintenir pendant de nombreuses années en gardant son identité personnelle.

Le plus merveilleux à saisir dans ce nouvel ordre de recherches, c'est ce qui se passe pendant la vie embryonnaire et fœtale et en général dans les transformations des âges.

Au moment où, par la copulation, l'élément actif fourni par le mâle s'est uni à l'ovule préparé par la femelle, il n'existe encore qu'un rudiment cellulaire à peine séparé des milieux accessoires par une ou deux membranes microscopiques. Ce rudiment cellulaire est doué d'une énergie vitale individuelle dont la mesure ne peut nous être positivement fournie par aucune expérience. Il n'y a pas moins là une force radicale inouïe, une puissance virtuelle incommensurable. Il y a dans ce rudiment plus de vie intime qu'il n'y en a plus tard, non seulement dans chacune des parties vivantes de l'organisme, mais même dans l'organisme total envisagé dans l'une quelconque des stations de sa durée.

Il faut nécessairement que l'esprit s'habitue à reconnaître ce que les sens ne peuvent nous démontrer. Il y a des forces en puissance. Ne reconnaître que les forces en acte, c'est fermer volontairement les yeux à l'esprit de la lumière scientifique.

Ne faisons pourtant pas de querelles de mots ; si je parle de forces en puissance, je ne veux pas dire qu'un agent substantiel puisse exister sans son activité inhérente ; je veux seulement dire que cette activité inhérente est sans manifestations constatables, bien que son énergie soit entière et contienne efficacement toutes les manifestations que l'avenir lui permettra de faire successivement apparaître.

Cela se comprend comme l'équilibre mobile des molécules, des masses et des mondes. Deux molécules cristallines agglomérées se maintiennent au contact par une force d'attraction qui domine en chacune d'elles les forces, alors virtuelles, qui les sépareraient si la cohésion n'était plus forte. Je n'invente pas des faits pour ma cause. Nous savons que la cohésion fixe du calorique à l'état latent ; et qu'est-ce que le calorique latent, si ce n'est le mouvement inhérent, équilibré, des molécules matérielles?

Quand deux masses sont mises en équilibre dans les plateaux d'une balance, tout mouvement apparent disparaît sitôt que l'équilibre de position est produit. La pesanteur ne paraît plus, et pourtant elle existe toujours ; elle s'est transformée en tension d'élasticité sur les parties constitutives de l'instrument de pesage, et nous pourrions encore ici la constater sous forme de calorique libre et continuellement produit en quantité équivalente à la puissance de chute neutralisée dans l'équilibre de pesanteur.

Une construction mécanique va nous aider à comprendre ce que c'est qu'une force radicale en puissance et sans aucune manifestation apparente. Si nous mettons en contact deux roues métalliques dentées et que nous appliquions à l'axe de chacune un égal effort de rotation dans le même sens, l'effet obtenu, j'entends l'effet de mouvement apparent, est entièrement nul. Il y a là une double force en puissance comme on l'entend en physiologie. Dégagez les deux roues du contact, elles partiront alors avec une vitesse de rotation très-considérable. Est-ce à dire qu'ici encore il y ait eu réellement destruction de la force? Non pas, car on aurait pu constater la transformation de la force mécanique en chaleur fixée dans les deux roues, surtout vers les points de contact, et distribuée par les agents de transmission de la force jusqu'au moteur lui-même et aux corps ambiants.

L'embryon est donc doué d'une puissance de vie extrêmement énergique. A peine constitué par l'union des éléments sexuels différents, il agit par lui-même et pour lui-même, utilisant en mode propre les nutriments qui l'accompagnent dans l'œuf. Alors les cellules embryonnaires initiales se multiplient, elles agissent de concert et dans une solidarité de plus en plus active. Elles constituent des organes intermédiaires aux fixations durables, puis, petit à petit, au fur et à mesure du développement, les moyens naturels de solidarité à distance se produisent et gouvernent bientôt les fonctions à mesure de l'établissement de leurs sujets organiques.

Si nous pouvions bien saisir la constitution intime de la cellule embryonnaire primitive et ses corrélations statiques et dynamiques avec les milieux qui soutiennent avec elle des rapports actifs immédiats et éloignés, nous reconnaîtrions assurément, au milieu de l'analogie étroite par laquelle toutes les cellules embryonnaires se ressemblent, des caractères individuels tranchés. Ces constatations dépassent encore nos moyens d'observation. Nous ne jugeons de la vérité de cette induction que par les événements ultérieurs.

L'embryon devient fœtus, puisant dans le sein de la mère seule les éléments employés à son développement. Le fœtus devient enfant à la mamelle, puisant dans le sein de sa mère, mais aussi dans le milieu atmosphérique au moins, les éléments de sa formation. L'enfant devient pubère, puis adulte, puis vieillard, et alors il puise dans les ingestibilia communs tout ce qui est nécessaire à son accroissement et à son entretien. Malgré ces sources diverses de nutrition, le même être garde le caractère initial qu'il avait hérité de ses parents. On ne peut de meilleure preuve de solidarité vitale dans tous les âges.

Ceci est d'observation commune. Les médecins ne sont pas seuls initiés aux secrets de l'hérédité. Le phthisique, le goutteux, le scrofuleux, le syphilitique, le névrosique, le dartreux, etc., redoutent pour leurs enfants les maux dont ils sont atteints et qu'ils savent avoir eux-mêmes hérités de leurs ascendants.

Il n'y a pas que les accidents tératologiques ou les diathèses héréditaires qui prouvent la solidarité des êtres vivants pendant toute la durée de leur existence. Les ressemblances normales ont la même origine et prouvent la même vérité dans leur persévérance.

Il en est de même des idiosyncrasies acquises : les maladies guéries, l'impression durable qu'elles ont laissée ou les produits qu'elles ont amenés et fixés déterminent un mode de vie générale ou partielle dont les caractères persévèrent autant que l'existence même. C'est ce qui explique les prédispositions morbides ou les immunités qui succèdent à une première invasion de certaines maladies septiques ou virulentes.

La pureté ou l'impureté de l'origine embryonnaire explique la constitution et le tempérament, les diathèses et la santé. La procréation prépare certaines maladies mortelles, le plus souvent, dans le cours de la vie fœtale ou dans les premiers mois de la vie extra-utérine. Les souffrances ou la pénurie nutritive des premières années préparent une jeunesse précaire et débile. Les excès de la puberté préparent l'impuissance prématurée ou la sénilité précoce.

Cependant les transformations successives des âges ne dénaturent jamais l'identité personnelle. Les mêmes formes typiques, les mêmes rapports statiques, la même énergie vitale, les mêmes corrélations dynamiques, les mêmes passions, les mêmes sentiments, les mêmes dispositions intellectuelles, les mêmes habitudes acquises persévèrent jusqu'à la fin de la vie.

Enfin les lois sérielles du développement des maladies révèlent encore la solidarité dans la durée.

Celui qui a déjà été atteint d'une pneumonie, ou d'une hépatite, ou d'une gastralgie, ou d'une névrose, ou d'un rhumatisme, etc., est d'autant plus facilement atteint d'une rechute sous l'influence des causes occasionnelles. Les rechutes laissent des traces plus ou moins persévérantes dont l'observation attentive parvient souvent à constater la présence.

Les complications ou les successions d'états morbides s'expliquent encore, même dans ce qui semble le plus fortuit, par des actes de solidarité qui relient le fait complexe actuel à d'autres faits souvent éloignés de plusieurs années en arrière.

Voilà, entre mille, quelques remarques qui suffisent pour convertir tout homme libre de sa pensée au dogme que je professe.

La vie, c'est donc la solidarité statique et dynamique à tout moment, à tout degré d'individualisation fonctionnelle et dans une durée qui peut aller à près d'un siècle.

Ainsi se montre la vie; de même s'explique la mort, son contraire.

La mort est la rupture du lien de solidarité entre quelques parties indispensables dans leur état ou dans leur activité normale. Cette première rupture est bientôt suivie de celle de tout lien de solidarité jusque dans les parties les plus infimes et les moins importantes à la vie générale.

A vrai dire, la mort générale est instantanée, mais la mort partielle est réellement successive. Le bœuf que l'on abat par la section du nœud vital perd la vie générale et personnelle comme par un coup de foudre; mais cela n'empêche pas le système nerveux de garder son excitabilité; le muscle, de garder son irritabilité; le morceau de pot-au-feu, sa tonicité et son élasticité, sa constitution organique; la cellule musculaire ou autre, sa constitution propre et certaines activités vraiment vitales encore ; enfin chaque élément anatomique, sa constitution chimique propre et son adaptation dynamique spéciale.

Ce n'est même que par la vie persévérante des aliments que s'entretient la vie des êtres qui s'en nourrissent ; car le retour des aliments à leurs éléments chimiques dissociés en mode inorganique serait la destruction de l'aliment lui-même.

L'arbre scié, raboté, fixé dans cette muraille ne nous rend ces services d'architecture que par la persévérance de vie de son tissu, de ses fibres et de ses cellules constituantes.

J'aurais voulu donner ici un aperçu des forces ou activités vitales substantiellement conçues, et constituer la véritable théorie des forces organiques, mais je suis obligé de restreindre ce travail dans des limites d'intérêt pratique plus immédiat. Je passe donc à l'étude de la santé et de la maladie.

---

## CHAPITRE SECOND.

### SANTÉ. — MALADIE.

Arrivés au point où nous sommes, nous pouvons nous faire une idée nette de la santé et de la maladie. La première est l'harmonie dans la solidarité ; la seconde est une désharmonie partielle.

Mais nous ne pouvons, sur des objets d'étude si importants, nous contenter d'une idée générale même vraie. Il faut nécessairement analyser cette idée générale, surtout de désharmonie partielle, puisque mon but est de proposer une étude plus particulièrement applicable à la clinique et beaucoup moins à l'hygiène.

La santé absolue, c'est la vie harmonique résultant de la constitution normale de toutes les parties de l'organisme en elles-mêmes et dans leurs rapports.

C'est le type abstrait de l'activité normale de l'organisme. Ses lois nous sont révélées par l'anatomie et la physiologie. Le signe subjectif de son existence, c'est le bien-être parfait.

La santé réelle n'est jamais la santé absolue; mais, en vertu du principe *parùm pro nihilo reputatur*, elle conserve ce nom parce que le trouble que l'attention y constate est léger et n'a aucun effet durable, ou que, bien que grave, il est devenu compatible avec une existence sans douleur.

Si l'activité générale et les activités partielles de l'organisme étaient soumises à une forme, à une mesure, à des relations dynamiques mathématiquement exactes, tout trouble serait destructif; il n'y aurait pas d'état intermédiaire entre la santé absolue et la mort; la maladie serait impossible.

Mais nous avons vu, dans notre étude de la solidarité, que, pendant la durée de l'existence, l'organisme en totalité ou dans chacune de ses parties présente des variabilités statiques et dynamiques très-multipliées et assez étendues, quoique dans des limites restreintes. Ces variabilités, qui portent sur les activités en elles-mêmes et les coactivités fonctionnelles de toutes les parties entre elles, expliquent la possibilité de la santé réelle et la possibilité des maladies diverses. Nous garderons le nom de variabilités aux aptitudes de la santé réelle; nous appellerons altérabilités les aptitudes morbides.

La maladie suppose donc altérabilité des parties constitutives du corps, altérabilité des rapports simultanés ou successifs de ces parties diverses et conséquemment à l'activité propre dévolue à ces parties et à leur ensemble organisé, altérabilité de cette activité dans un mode et dans une mesure compatibles avec la vie générale.

La santé et la maladie ne sont donc point de nature contraire. Elles s'expliquent toutes deux, par les mêmes lois physiologiques. Toutes deux sont des modes de la vie générale du même organisme.

La maladie surtout n'est pas le contraire de la santé absolue. Si la maladie était formellement le contraire de la santé absolue, il faudrait la définir : le résultat désharmonique de toutes les parties de l'organisme anormalement constituées et en activité anormale. Ce serait la négation de toutes les conditions de la vie, ce serait donc la mort. Mais la maladie, évidemment, est un mode d'existence solidaire, c'est une forme de la vie générale.

Ce qui rend la maladie possible, je le répète, c'est la vie propre des parties de l'organisme, variable dans certaines limites, et indépendante à un certain degré et pour un certain temps de la vie générale; c'est l'importance plus ou moins grande des parties organiques relativement à la vie du tout ensemble.

La maladie doit être définie : la vie partiellement désharmonique par lésion anatomique, ou de rapport anatomique, partielle, originelle ou acquise.

Puisque la maladie est une forme de la vie générale, on ne peut bien la comprendre de manière à en saisir la marche et la durée, si ce n'est par une synthèse physiologique qui ne laisse aucun rouage organique en dehors de la vue. La moindre maladie décrite complétement exigerait plus encore que n'exige un traité de physiologie normale. C'est la vie entière d'un organisme déterminé, modifié en quelques points toujours reliés et solidarisés avec les parties et les fonctions restées normales. Ce n'est pas assez, pour donner une idée exacte et complète d'une maladie, de décrire la lésion organique et la lésion fonctionnelle directement produites. Cette prétention serait aussi vaine que celle de connaître la physiologie d'une fonction en négligeant la connaissance des autres fonctions qui s'y rattachent et sans lesquelles la première ne pourrait même exister. Vous ne connaissez bien une maladie que si vous pouvez faire la physiologie entière du malade pendant toute la durée de l'acte morbide.

Ce principe reste vrai pour la clinique. Il importe, au lit du malade, de ne jamais l'oublier. Mais, dans l'enseignement de la pathologie ou dans la relation des observations cliniques elles-mêmes, l'application de ce principe devient radicalement impossible. Voici comment on lève ces difficultés.

Puisque la maladie n'est qu'une désharmonie partielle dans la vie, il y a donc aussi, en même temps, persévérance d'harmonie suffisante au maintien de la vie générale. Dès lors, il suffit, pour comprendre et faire comprendre une maladie, de s'arrêter à distinguer ce qui est lésé comme partie ou rapports matériels et ce qui est troublé comme fonction ; le reste est supposé connu et dans l'état de santé ordinaire.

Je dis qu'il faut distinguer les lésions matérielles et encore les troubles fonctionnels. Faire l'un sans l'autre serait chose insuffisante. En effet, il est bien vrai qu'une lésion matérielle entraîne une lésion fonctionnelle correspondante, mais il serait faux de croire qu'il n'y a de lésion de fonction que celle qui correspond directement à la lésion matérielle; il y a encore des lésions fonctionnelles indirectes et éloignées qui se rattachent à des troubles de rapports statiques dont certains termes corrélatifs peuvent être restés normaux. Nous savons que les coactivités se rattachent à plusieurs parties qui agissent en commun, et cet acte commun est troublé, bien qu'il n'y ait de désordre matériel que dans une des parties en corrélation dynamique.

Par contre, il ne faudrait pas croire que, dans l'état de maladie, tout trouble fonctionnel dénotât une lésion matérielle de l'organe correspondant.

Comme organes séparément conçus et à l'état statique, le corps humain ne présente en ses parties que des rapports de continuité, de contact, de superposition, etc.; mais comme ensemble actif et constitué par des éléments, des tissus, des organes et des appareils doués eux-mêmes d'une activité propre, il dévoile des rapports de pure activité en plus ou en moins, dans un ordre exact ou non, etc., rapports tout physiologiques, bien plus multipliés que les premiers, et qui, loin de prouver nécessairement des lésions organiques, dénoncent au contraire le bon état persévérant de l'économie : remarque qui accable cette médecine fausse et absurde du symptôme obvie, du symptôme simplement constaté, mais non interprété.

Dans la science, telles sont donc les règles au moyen desquelles on simplifie l'étude et l'exposition des maladies. Mais, au lit du malade, cette simplification n'est plus permise. Il n'y a plus là une maladie à distinguer et décrire, mais un malade à connaître entièrement pour le gouverner. Il ne s'agit plus, à un moment donné, d'élucider l'état anormal actuel, comme s'il était définitif et immuable; mais bien, par l'acte du moment, de remonter la série des actes qui l'ont précédé jusqu'à l'acte originel et causateur, de prévoir la série des actes qui suivraient si on abandonnait l'organisme aux ressources de l'instinct et de l'habitude, ou celle qui devra se produire si l'art intervient au moyen des artifices thérapeutiques.

A ce point de vue pratique, comme le dit Chauffard, la maladie n'est plus quelque chose qui est fait, mais quelque chose qui se fait; quelque chose d'arrêté, mais quelque chose qui vit et marche à sa façon, accaparant vers un but commun et plus ou moins éloigné toutes les activités de l'organisme.

Cette maladie qui se fait, qui devient, qui parcourt sa durée autonomique doit toujours être étudiée dans son sujet, le malade. Et quelles que soient les simplifications analytiques exigées par la science, il faut, à chaque pas de l'observation clinique, restituer les réalités statiques et dynamiques, afin de ne pas s'égarer dans de simples rapports verbaux.

Pour étudier les maladies au plus grand avantage de l'art, il faut, dans toute leur durée et à chaque instant de cette durée, les examiner à deux points de vue opposés : le point de vue pathogénique et le point de vue autothérapique. Les indications sont de véritables corollaires de ces études préalables.

La pathogénie d'une maladie, c'est l'étude générale de tous les faits anormaux statiques et dynamiques, dont la succession constitue, d'une part, l'établissement du fait morbide, et d'autre part, sa persévérance, son aggravation, sa complexité, ses complications passées, actuelles ou futures : le tout à l'état concret, c'est-à-dire, toujours rattaché aux sujets organiques et à leurs rapports réels.

Le point de vue pathogénique des maladies ne rencontre aucun adversaire. Tout le monde admet que la maladie est un accident qui a sa cause primordiale, et que chacun des phénomènes successifs qui la constituent dans sa durée ont leur cause, eux-mêmes, dans les troubles qui les précèdent respectivement. Il n'y a de discussion possible que pour affirmer la virtualité réelle des phénomènes considérés comme causateurs relativement à ceux que l'on considère comme effets.

Nous verrons, plus tard, comment il est possible d'affirmer la virtualité causatrice des phénomènes pathogéniques.

Le point de vue autothérapique des maladies n'est pas moins évident ni moins important. Il a été quelquefois mis en doute par des systématiques emportés; mais la pratique générale, le bon sens universel, le dogmatisme traditionnel, s'accordent et se sont toujours accordés pour proclamer la nature médicatrice de la réaction pathologique.

Nous allons étudier, avec quelque attention, ces deux points de vue de la maladie.

---

## CHAPITRE TROISIÈME.

### PATHOGÉNIE.

Je dois, avant tout, définir ici l'idée de cause appliquée à la physiologie normale ou morbide.

La cause est l'activité (substance et force tout ensemble) qui suscite, coordonne ou modifie toute autre activité avec laquelle elle peut s'unir en coordination dynamique. Pour appliquer à la physiologie cette définition, il suffit de dire : la cause physiologique est l'activité qui suscite, coordonne ou modifie toute activité organique partielle ou générale, avec laquelle elle peut s'unir en coordination dynamique, soit instantanée, soit plus ou moins durable.

Une cause, pour être bien comprise, doit toujours être conçue et réductible à volonté à l'état concret, c'est-à-dire, en son sujet simple ou complexe.

Toute cause qui ne dépasse pas l'abstraction, qui ne peut être réalisée ou au moins réalisable dans un sujet distinct, est par là même frappée de suspicion et d'impuissance.

Il importe encore de se faire des idées nettes, dans l'emploi des termes de pathogénie et d'étiologie dont se sert la science des causes appliquée aux maladies.

Etiologie et pathogénie ne sont pas des termes synonymes. L'étiologie s'occupe des causes initiales, de celles qui établissent l'organisme en acte morbide. La pathogénie comprend non seulement l'étude de l'acte causateur initial, mais encore la série successive des actes partiels qui constituent la maladie dans toute sa durée. La pathogénie va au-delà de l'étiologie; elle coordonne chacun des actes partiels de la maladie l'un à l'égard de l'autre, en obéissant pour chacun à la virtualité étiologique qu'il manifeste.

Ce langage doit paraître clair, si l'on a bien compris la définition de la cause que je viens de donner.

La cause initiale que recherche l'étiologie n'explique pas la maladie à elle seule; elle explique seulement son entrée en acte. Ce qui explique la maladie, après l'action de la cause initiale, c'est la physiologie elle-même, qui met en lumière la propagation de l'influence initiale, sa multiplication ou sa répétition sur des points différents, sa transformation, son agglomération, son confinement, son élimination ou sa destruction par les forces réactionnelles de l'organisme.

La pathogénie est plus utilement étudiée à propos de chaque malade : c'est une œuvre pratique. L'étiologie est très-utilement étudiée à propos des maladies en général : c'est plutôt une œuvre scientifique.

La cause morbigène initiale a pour caractère de s'éloigner du type normal des agents excitateurs du mouvement vital et en même temps d'en être assez rapprochée encore pour pouvoir s'unir et se conformer au mouvement vital commun. C'est une puissance médiocre, à des degrés différents, qui peut agir sur l'organisme, mais sans dépasser certaines limites de forme, de durée, de nature et d'intensité.

Quand une cause morbide contient une puissance supérieure au degré tolérable, elle ne suscite plus une maladie, c'est-à-dire, un conflit de coactivités vitales, mais elle détermine la mort.

En général, lorsqu'on parle de la cause d'une maladie, on ne veut parler que de la cause initiale, on ne comprend pas la vie entière englobée dans la notion de cause, ainsi que le voudrait Chauffard.

Assurément, la physiologie totale est engagée comme agent dans le procès morbide; la maladie n'est expliquée et comprise que dans ces conditions; de plus, chaque fait partiel peut être considéré à juste titre comme cause de tel autre qui lui succède plus ou moins directement; mais cette étude n'est plus du ressort de l'étiologie; elle constitue la pathogénie proprement dite. La cause d'une maladie est l'agent qui lui donne naissance. La vraie cause, pour tout le monde, est la cause initiale.

Nous distinguons donc deux parties dans la pathogénie : 1° l'étiologie, qui découvre les causes initiales des maladies; 2° la pathogénie proprement dite, qui étudie dans l'ordre étiologique la série des actes morbides constitutifs de la maladie pendant sa durée entière.

Je dois encore faire remarquer que les expressions de physiologie pathologique et de pathogénie ne sont pas équivalentes. J'ai indiqué l'étendue de l'adaptation du mot pathogénie; le mot physiologie pathologique a un sens beaucoup plus vaste : il comprend encore, outre la pathogénie, tous les actes dont la virtualité est d'amener la guérison spontanée et tous ceux qui, sollicités par l'art au moyen de la thérapeutique, ont réellement encore le même résultat ou le même but.

Je partage ce chapitre en deux articles.

## ARTICLE PREMIER.

### ÉTIOLOGIE, OU PATHOGÉNIE INITIALE.

Les causes des maladies doivent être surtout envisagées au point de vue de leur époque d'application. Cette remarque s'applique, non seulement aux causes initiales, mais aussi aux causes successives.

Il est, en effet, une chose entièrement évidente au sujet des causes : c'est l'antériorité nécessaire de l'acte causateur et la postériorité nécessaire de l'acte effet. Si donc il est possible, dans la pathogénie entière d'une maladie, d'établir la série morbide dans l'ordre du temps, depuis le moment de l'examen jusqu'au début primordial, cette donnée sérielle est d'un grand secours pour l'application de la physiologie à la pathogénie et à l'autothérapie.

Puisque l'ordre des temps a une telle importance dans l'étude des causes morbides, c'est au même ordre d'idées que je crois bon de soumettre la nomenclature de ces causes.

L'étiologie devra donc être distinguée en deux parties : l'une étudie les causes originelles ou natives, c'est la tératologie; l'autre étudie les causes morbides acquises ou accidentelles, c'est l'étiologie proprement dite.

Le domaine de la tératologie s'étend de la fécondation à l'âge fait; tout ce qui est vice de formation et de développement lui appartient, non seulement pendant la vie fœtale, mais aussi pendant l'enfance et la puberté.

Il y a la tératologie des parties fixes et la tératologie des parties muables.

Les diathèses héréditaires, les vices de conformation, les prédispositions morbides déterminées par les idiosyncrasies natives, par les tempéraments et par la constitution, rentrent dans cette catégorie de causes.

Si l'on me demande ce que j'entends par la tératologie des parties muables, je dirai que je considère dans l'économie des tissus radicaux fixes et probablement toujours identiques, si ce n'est par accident, pendant la vie entière, malgré l'ancienne conception de la désassimilation perpétuelle et son corollaire, la rénovation périodique; et à côté de ces tissus fixes, des liquides essentiels et d'autres solides périodiquement renouvelables. Ces solides périodiquement renouvelés sont les épithéliums, les os et leurs dérivés, les globules sanguins et lymphatiques. Les liquides sont le plasma circulant et le plasma d'imbibition interstitielle, enfin tous les liquides séreux ou synoviaux qui en dérivent.

Je ne connais aucune preuve sérieuse en faveur de la désassimilation molécule à molécule, ainsi que les auteurs l'admettent. Il me semble que cette vérité de tradition n'a pas suffisamment subi le contrôle de la science actuelle. Je connais les observations de Flourens sur les os, mais ces observations ne prouvent que pour les os et pour les parties solides ou liquides que j'ai indiquées tout-à-l'heure. Je sais les bases expérimentales au moyen desquelles on s'assure que des éléments protéiques ont été périodiquement détruits par l'organisme, et par suite desquelles on est parvenu à fixer les qualités et les quantités proportionnelles d'aliments nécessaires à un bon régime de croissance ou d'entretien. Mais toutes ces observations sont susceptibles d'interprétations différentes; cette foi à la destruction continue des éléments constitutifs de l'organisme, ne laisse rien d'identique que des formes et des moules; enfin toutes les constatations faites chez les végétaux, qui vivent pourtant aussi et se nourrissent et fonctionnent pendant une vie très-longue, nous montrent la permanence identique de tous les tissus successivement formés.

Quoi qu'il en soit, il me semble prouvé que certaines diathèses héréditaires pénètrent les individus et les races par les parties fixes embryonnaires et d'autres par les parties muables. La diathèse syphilitique en particulier paraît avoir, selon les cas, cette multiple origine. Tantôt elle pénètre l'embryon par ses tissus les plus nobles ; tantôt elle ne le pénètre que par les globules, et tantôt, par le plasma sanguin. L'étude attentive de quelques faits parfaitement connus dans leur origine me permet d'établir ces distinctions. C'est peut-être dans ces distinctions que se trouverait l'explication des anomalies de marche et de transmission qui ont jusqu'ici divisé les syphiliographes dans leurs interprétations.

Je craindrais d'augmenter considérablement le volume de cette thèse en m'arrêtant sur les distinctions importantes que j'ai faites plus haut. Je suis forcé de renvoyer le complément de cet article à un autre travail, et je passe de suite à l'étude des causes accidentelles.

Les maladies acquises ont leur origine dans deux ordres de causes : les unes agissent du dehors, par application ou pénétration; les autres se produisent et agissent dans l'économie même.

Comme les causes tératologiques, ces causes accidentelles agissent séparément ou simultanément 1° sur les éléments fixes et permanents de l'économie, en changeant leurs actes individuels et leurs coordonnés; 2° sur les éléments muables et passagèrement actifs, et indirectement alors sur les parties fixes, qui, donnant seules une forme extérieure aux maladies, donnent par là même un prétexte spécieux au solidisme exclusif.

### 1er Ordre. — *Causes agissant du dehors, ou exogènes.*

1° *Par application.* — Causes mécaniques;

2° *Par impression.* — Causes physiques ou météorologiques;

3° *Par combinaison.* — Causes chimiques proprement dites;

4° *Par implantation ou sémination.*—Parasitisme;

5° *Par absorption.* — Causes miasmatiques;

6° *Par inoculation et absorption.* — Causes virulentes;

7° *Par morsure, inoculation et absorption.* — Causes venimeuses.

2e Ordre. — *Causes endogènes, produites par l'économie, en elle-même.*

Les passions et les affections,
Les excès musculaires,
Les troubles de régime,
Le progrès des éléments diathésiques,
La sénilité organique,
Les pertes de liquides,
Les produits d'états morbides antécédents,
Les produits excrémentitiels, etc.

Les causes du premier ordre sont les seules qui puissent donner naissance aux constitutions médicales, aux endémies et aux épidémies. Ce sont aussi les seules qui puissent devenir contagieuses ou infectieuses.

Les maladies sont compliquées ou non, selon que l'état morbide est produit par plus d'une cause initiale ou par une seule. C'est dire que plusieurs causes indépendantes peuvent agir ensemble et déterminer des états morbides qu'on dit alors compliqués. L'état morbide principal est le plus aigu, le plus grave ou le premier en date.

On a voulu distinguer des maladies simples et des maladies composées; j'avoue que cette distinction m'a paru sans valeur. D'après la définition donnée, les maladies seraient dites composées quand elles manifestent successivement plusieurs actes physiologiques qui se commandent en série subordonnée. A ce point de vue, la distinction me paraît nulle, car il n'existe réellement pas de maladies qui ne soient composées. C'est par un travail tout-à-fait abstrait et analytique, et ne répondant pas aux faits réels, que nous parvenons à distinguer des éléments simples de maladie. Cette fixation tout-à-fait spéculative ne peut entrer dans une division dont tous les termes sont fournis par la réalité même des choses.

Certaines causes, par contre, paraissent incompatibles. On a cru reconnaître un véritable antagonisme morbide. Tantôt cette incompatibilité n'existe que pendant l'action de l'une ou l'autre des causes dites incompatibles. Tantôt cette incompatibilité va jusqu'à l'exclusion définitive, tellement que l'exercice de la cause incompatible reste à jamais impossible dans l'économie où s'est préalablement exercée l'influence de son antagoniste.

On prétend même que certaines causes endémiques ou épidémiques s'excluent ou se neutralisent l'une l'autre.

L'action des causes sur l'organisme ne doit pas être préjugée; ce doit être le produit d'une constatation scientifiquement faite. Quand l'action des causes a été ainsi expérimentalement constatée, il devient possible, dans l'analyse des faits complexes, de rapporter à chaque cause les effets qu'elle produit réellement. Si, pour certains phénomènes, l'étiologie est douteuse, il faut établir plusieurs cas, comme hypothèses, poursuivre ces hypothèses jusqu'aux indications pratiques, peser les résultats thérapeutiques probables, immédiats ou éloignés, remédiables ou non, en cas d'erreur; et, cette discussion bien établie, agir ensuite en conséquence.

Ceci nous amène au cœur de la difficulté clinique :

l'interprétation des symptômes, soit essentiellement morbides ou pathogéniques, soit essentiellement curateurs ou autothérapiques.

En ce moment, nous supposons accomplie ou permanente l'action morbide de la cause initiale. L'économie n'est pas détruite pour cela ; la vie générale se maintient; à l'action de la cause l'organisme oppose une réaction. Quelle idée générale faut-il se faire de cette réaction?

Toute cause morbide initiale détermine une altération organique nécessairement partielle, et nous avons vu que, quand même toutes les fonctions seraient en quelque chose écartées du type normal, il suffit, pour que la vie persiste, que, sur aucun point important, cet écart ne dépasse une certaine mesure. Or les déviations purement fonctionnelles sont assez facilement réductibles, et les altérations organiques partielles sont, le plus souvent, ou directement curables, ou transformables, ou tolérables au moins pour un temps; et l'organe qui en est atteint peut, ou être réintégré, ou être supprimé, ou rester déformé, ou être à jamais dépouillé de sa fonction propre sans danger pour la vie générale.

L'économie frappée par la cause morbide reste donc, pour la plus grande partie, organiquement saine, et la plus grande partie de ses actes demeurent dans l'ordre.

De là, deux ordres de faits simultanés et combinés : les uns, commandés par la cause morbide, selon sa nature, son intensité, sa mesure et l'altération organique qu'elle détermine, soit directement, soit secondairement : ce sont les phénomènes pathogéniques ; les autres, commandés par la vie physiologique persévérante, qui maintient son harmonie solidaire, même au milieu d'un écart accidentel : ce sont les phénomènes autothérapiques.

## ARTICLE SECOND.

### PATHOGÉNIE PROPREMENT DITE.

Je ne puis ici que présenter sur le sujet de cet article les observations les plus générales ; il ne m'est donc pas possible d'entrer dans l'étude de la série pathogénique déterminée par chacune des causes comprises dans l'énumération que j'ai faite plus haut. Il me serait encore moins possible de m'arrêter autant qu'il le faudrait sur les complications possibles de ces causes, même en me bornant à celles que la clinique révèle le plus souvent.

Il importe, avant tout, de faire remarquer que les phénomènes que je vais appeler pathogéniques, parce qu'ils appartiennent essentiellement à la maladie et qu'ils résultent fatalement de l'influence de la cause morbide initiale, ne sont pas, néanmoins, tous et toujours, exclusivement pathogéniques. Ils sont encore, le plus souvent, en quelque chose, clairement autothérapiques : cela dépend du moment, des conditions et du but par rapport auquel on les considère.

Ainsi, dans la pneumonie, par exemple, la douleur de côté est positivement pathogénique, en ce que, produite directement par l'inflammation du poumon, elle détermine une respiration incomplète, des troubles d'hématose et de circulation capables d'aggraver l'état morbide. Et pourtant le même point de côté est autothérapique, en ce qu'il avertit le centre modulateur des mouvements respiratoires et le centre modulateur des mouvements musculaires généraux, qu'il y a dans le poumon une partie devenue friable et congestionnée qui se déchirerait par les mouvements complets de l'inspiration ou par ceux de l'effort.

De même, dans le choléra, à la période de vacuité artérielle, le spasme thoracique est en même temps pathogénique et autothérapique. Il est pathogénique, en ce qu'il arrête subitement l'inspiration : c'est-à-dire, le seul moyen par lequel le poumon, puis le cœur puissent se procurer le sang dont ils manquent. Mais il est autothérapique en ce qu'il arrête un mouvement du diaphragme, qui, s'il était continué violemment, déterminerait l'ampliation du poumon, aux dépens du seul fluide capable d'y pénétrer alors, c'est-à-dire, du fluide atmosphérique, et que cette ampliation, dépassant la limite de capacité des compartiments aérifères, amènerait des déchirures vésiculaires et l'emphysème.

Qu'il me soit permis, en passant et à propos de ces deux simples exemples, de faire mesurer toute l'importance pratique des études que je poursuis.

S'il nous était possible, par un moyen quelconque, de supprimer la douleur du point de côté de la pneumonie, mais de ne faire que cela, nous ferions une mauvaise thérapeutique; car les centres nerveux n'étant plus avertis du mal, continueraient à exercer leurs fonctions habituelles et dans la mesure des exercices ordinaires, et il en résulterait ou des déchirures dans le lobule pulmonaire enflammé, ou de l'emphysème au voisinage de ce lobule. Heureusement, les moyens par lesquels on a eu quelquefois la pensée de supprimer la douleur de côté ont encore d'autres résultats, comme de ralentir la respiration et la circulation, de désemplir le système circulatoire, etc. Il en résulte que, malgré l'erreur d'intention, les moyens employés ont été avantageux et que la disparition du point de côté a été le signe, mais non le moyen de l'amélioration.

De même, dans le choléra, le spasme thoracique n'est pas par lui seul et essentiellement un indiquant. Tout antispasmodique qui ne ferait qu'arrêter ce spasme, dans le choléra, à ce moment et dans les bornes que j'indique, serait un moyen aussi dangereux à employer que le serait la volonté même déterminant une inspiration violente au mépris de la douleur thoracique.

Je sais bien toute la difficulté qu'on éprouve à faire ainsi l'interprétation des symptômes ; et cependant la vérité dans l'art est à ce prix.

Pour m'en tenir aux généralités, il me suffira, je pense, de faire observer quelques lois générales qui s'appliquent à toutes les maladies.

Tout acte, réellement pathogénique, du moment où il revêt une certaine intensité, impressionne l'économie entière d'une façon spéciale et détermine en elle, non une variété physiologique, mais un écart d'activité partielle ou générale dont la nature est destructive de l'ordre et de l'harmonie vitale. La tendance naturelle de cet acte est l'aggravation de l'état morbide étiologique et, si le temps le permet, la mort partielle ou générale.

Souvent la pathogénie sérielle nous dévoile, dans la succession et la combinaison des faits, un véritable cercle vicieux morbide, où chaque acte aggrave ou reproduit réciproquement les autres, *et vice versâ*. (Chlorose. — Emphysème pulmonaire, etc.)

Quelquefois il se produit une véritable transformation, soit précaire, soit durable, sans qu'il y ait aucun bénéfice pour le malade. Cette transformation peut être beaucoup plus grave que la forme morbide initiale. (Variole. — Rhumatisme, etc.)

Il y a souvent multiplication de la cause initiale, dissémination universelle de cette cause ainsi multipliée et élimination dangereuse encore, soit par son mécanisme, soit par la voie qu'elle s'ouvre, soit par des lésions subordonnées. (Fièvres éruptives, etc.)

Souvent encore, des produits morbides éliminés véritablement, mais restés au contact des surfaces de rapport, sont résorbés tels quels ou même après altération et déterminent des complications plus graves que la maladie principale. (Fièvre typhoïde. — Dysenterie. — Puerpéralité, — etc.)

Dans certains cas, des destructions partielles, déterminées par les causes morbides et portant sur certains tissus propres, se guérissent par cicatrisation, au moyen du tissu connectif commun ; puis bientôt celui-ci, par rétractilité, ou par régression, ou par atrophie, détermine des lésions nouvelles dont la présence se manifeste par des événements morbides nouveaux, quelquefois plus graves et plus disséminés, comme quand ces lésions portent sur le cerveau, le foie ou les reins. (Alcoolisme. — Syphilis, etc.)

Les moyens thérapeutiques eux-mêmes sont encore

une source continuelle et variée d'aggravation ou de transformation morbide.

Les moyens mécaniques, le repos et l'exercice, tous les médicaments les mieux indiqués même, ont leur mauvais côté. C'est un point sur lequel le praticien ne saurait trop observer et réfléchir. Il y va du salut des malades, de leur confiance et de la réputation du médecin.

La maladie la plus franche, la plus nette, la moins compliquée se compose encore d'une série de coordinations actives qui l'amène à une période d'état, passé laquelle, la vie normale regagne successivement le terrain perdu jusqu'à la guérison définitive. Dans cette maladie, la cause initiale étant posée, entraîne la succession entière des événements subséquents en vertu de deux forces qui se combinent, savoir : la nature de la cause et les activités organiques qui s'établissent en rapports dynamiques avec elle.

Si l'organisme était préalablement sain, la série pathogénique est franche; si, au contraire, l'organisme était altéré, soit par une désharmonie de tempérament, soit par une faiblesse de constitution, soit par une idiosyncrasie particulière, soit par une diathèse latente, etc., la série pathogénique est faussée dans sa marche et nécessite la plus grande circonspection de la part du médecin. C'est ici qu'est la source légitime de la préférence que l'on doit toujours accorder, toutes choses égales d'ailleurs, à son médecin habituel.

Quoiqu'une maladie soit un désordre fonctionnel, il y a encore dans toute maladie un ordre qui lui donne un caractère de franchise et de légitimité portant avec lui un pronostic favorable.

Il peut réellement y avoir de l'ordre dans le désordre. C'est quand les maladies sont naturellement franches dans leur marche sérielle que la médecine expectante est surtout applicable.

Quand l'établissement de la maladie ou sa marche révèlent des anomalies pathologiques, tout l'art du praticien est d'en bien démêler le caractère et de modifier l'organisme en conséquence au moyen de la thérapeutique.

La plus grande partie de la série pathogénique est commandée par les rapports physiologiques.

Ainsi, la lésion fonctionnelle du cœur entraîne la lésion fonctionnelle du poumon, du foie, des reins, des veines générales, du cerveau, etc., etc. La lésion fonctionnelle du poumon entraîne la lésion fonctionnelle corrélative des muscles, du cœur, du foie, des reins, de la peau, etc., etc. Une lésion du sang entraîne immédiatement une lésion fonctionnelle du système nerveux, et secondairement des lésions fonctionnelles de tous les appareils et de toutes les glandes. Une lésion importante du cœur, des vaisseaux, du poumon ou de toute glande hématopoiétique entraîne immédiatement ou à la longue une altération du sang et celle-ci de nombreux événements morbides d'un caractère nouveau.

Il faudrait, pour bien faire comprendre l'importance de la pathogénie sérielle, aborder l'étude analytique des types morbides déterminés par les causes que nous avons indiquées plus haut. Mais un pareil travail dépasse le but que je me suis proposé dans cette thèse. Il mérite un traité à part, et je sens bien que mes forces ne répondent pas à l'importance que je me fais de ce labeur.

## CHAPITRE QUATRIÈME.

### AUTOTHÉRAPIE.

L'idée de nature médicatrice se perd dans le berceau de notre science. Elle s'est toujours maintenue à l'état de notion plus ou moins vague ou précise, non seulement dans les ouvrages des doctes et des praticiens éminents, mais dans l'esprit des plus modestes et même dans le langage commun.

Faire l'histoire de l'autothérapie serait vainement renouveler toute l'histoire de la médecine. J'ai mieux à faire, ici, qu'une revue historique. Il s'agit de montrer combien cette idée se rapproche de celle par laquelle nous nous rendons compte de la vie normale, de faire connaître avec précision le sujet de l'autothérapie, sa mise en demeure, ses moyens, son but, et enfin les fonctions pathologiques élémentaires fournies par l'analyse de ses actes.

Quand nous étudions la physiologie normale, nous constatons que l'organisme n'utilise qu'une partie des matériaux qu'il emprunte au milieu commun ; presque tous sont rejetés au dehors après un séjour plus ou moins prolongé. Tout un ensemble de fonctions sont appropriées à ce travail d'émonction continue : ce sont les sécrétions et les excrétions. Si les matériaux non utilisés, altérés et usés, n'étaient pas régulièrement reversés au dehors, l'organisme souffrirait bientôt et menacerait ruine. La santé se maintient par ces fonctions préservatrices et conservatrices : ce sont là de vrais moyens autothérapiques. L'analogie la plus frappante se remarque entre ces fonctions normales et les fonctions médicatrices naturelles. Elles ont le même sujet, le plus souvent; leurs moyens sont identiques; leur mise en demeure s'opère par le même mécanisme; leur but n'offre aucune différence. Il faut connaître toute la force d'entraînement des systèmes pour expliquer quelques rares résistances à l'adoption de l'idée de nature médicatrice.

Je sais que ces résistances ont toujours moins porté contre l'adoption de l'idée elle-même que contre la manière dont cette idée était envisagée par les adeptes. Et loin de blâmer directement et complétement ces résistances, je suis porté, pour ma part, à les maintenir en face des prétentions systématiques de tous les écrivains qui, derrière Hippocrate, se sont occupés d'expliquer l'autothérapie.

La mauvaise conception des forces en général, de la force vitale et de la force médicatrice en particulier, légitime, à mon sens, le refus de soumission des récalcitrants. Et pourtant, l'autothérapie est une vérité. Essayons donc de ne pas compromettre cette vérité importante par une mauvaise conception de son sujet, une mauvaise exposition de ses actes.

Déjà, dans notre étude de la vie, nous avons vu, et cela, en conformité même des lois primordiales du langage, que la force, en réalité, est inséparable de la substance qui la manifeste. Il importe de ne pas bâtir ailleurs que sur ce roc inébranlable. Il n'existe pas une force qui guérisse nos maux, en dehors de l'organisme lui-même; pas plus qu'en dehors des êtres qui vivent, il n'existe une force vitale. Pour comprendre réellement l'autothérapie, il faut donc la comprendre dans son sujet.

Le sujet de l'autothérapie, c'est tout ce qui est resté normal dans l'économie du malade. Ce sujet substantiel et parfaitement réel comprend :

1° Toutes les parties restées saines;

2° Dans l'organe ou les organes malades, la portion restée normale s'il y en a une;

3° Tous les rapports statiques restés dans l'ordre malgré quelques variabilités évidentes.

Dynamiquement, l'autothérapie comprend :

1° Toutes les fonctions restées saines et normales;

2° Tous les changements d'activité qui, bien que sortant du type de la santé, ont clairement pour but la production des phénomènes nécessaires à la guérison.

C'est la lésion initiale et chacune des déterminations pathogéniques sérielles qui mettent l'organisme en lutte autothérapique. Le mécanisme des actes autothérapiques simultanés ou successifs est le même que le mécanisme des fonctions vitales communes. Chacun de ces actes débute par une impression perçue et jugée, suscitant en retour des mouvements coordonnés et mesurés. Le système nerveux est l'agent de synergie et de sympathie autothérapiques à distance. Et dans le système nerveux, le compartiment qui gouverne la circulation générale et les circulations locales est le plus directement mis en jeu.

Les moyens de guérison qu'emploie la nature, après la sensibilité nerveuse mise en éveil, peuvent réellement se ramener à une modification circulatoire, soit partielle, soit générale. Les autres opérations autothérapiques sont des effets plus ou moins immédiats de cette fonction circulatoire.

L'autothérapie arrive à son but, la guérison, par plusieurs voies qui sont comme ses fonctions générales.

Tantôt il y a expulsion violente de la cause morbide sous l'influence d'une synergie réflexe commandée par l'impression de cette cause.

Tantôt il y a élimination, et cette élimination, toujours plus lente, se fait, ou par les émonctoires naturels, ou par mortification partielle, sous forme de dissolution ou d'ulcération.

Tantôt il y a neutralisation de la cause morbide, soit par délitescence, soit par décomposition, soit par fixation non irritative, soit par habitude.

Tantôt l'élimination, plus difficile ou plus lente, ne se fait qu'après un travail de confinement préalable dans les tissus les plus favorablement constitués pour s'unir avec la cause morbide en union plus ou moins durable.

Tantôt des fixations morbides liquides ou solides sont reprises par résorption, puis successivement éliminées en détail par les voies ordinaires.

Tantôt enfin il y a réparation, soit de la continuité, soit de la texture même des tissus accidentellement séparés ou partiellement détruits.

Dans tous ces cas, l'autothérapie peut quelquefois d'elle-même, et presque toujours avec le secours de l'art, dominer la cause morbide et réintégrer l'économie. Malheureusement l'organisme est soumis encore à l'action de causes morbides dominatrices. Il est des maladies réellement incurables par les moyens naturels, et même malgré les secours de l'art le plus consommé. Dans ces cas, tantôt l'économie s'altère lentement et sans résistance efficace; tantôt sa résistance hâte son épuisement; tantôt enfin l'homme de l'art essaie d'une ressource violente : la séparation chirurgicale des organes envahis par la cause morbide incurable.

Nous allons bientôt revenir sur quelques-unes de ces divisions, trop rapidement indiquées.

L'autothérapie, comme on le voit, n'emploie pas seulement les fonctions de la santé pour rétablir l'harmonie vitale. Indépendamment de ces fonctions normales, on peut dire qu'elle institue de véritables fonctions nouvelles, accidentelles et transitoires, qu'il importerait d'étudier maintenant avec quelques détails. Mais, forcé de me borner, je vais seulement parcourir quelques exemples.

L'autothérapie peut guérir par réparation immédiate les solutions de continuité et même les pertes de substance.

Pour cela, la partie lésée devient un véritable organe nouveau de sécrétion. Par suite de l'impression nerveuse primitive, les nerfs vaso-moteurs de la surface blessée déterminent un afflux sanguin; toutes les parties vivantes engagées dans cette surface coordonnent leurs actes de vitalité, de manière à extraire du sang un liquide plasmatique approprié, qui, déversé en quantité convenable à la surface malade, s'y transforme en tissu conjonctif, d'abord mou, puis bientôt de plus en plus solide et résistant. Cette production de tissu cicatriciel ne s'arrête que quand l'agglutination est complète, ou que la perte de substance est remplacée.

L'observation a démontré que, au milieu de ce travail autothérapique, la nature, abandonnée à elle-même, lutte contre de mauvaises conditions que l'art est parvenu à interpréter et détruire.

Si la solution de continuité en voie de réparation est en contact avec l'air atmosphérique, la surface traumatique ne sécrète pas seulement la lymphe organisable; elle sécrète en même temps un liquide chargé de globules blancs, dont la production serait sans raison dans de meilleures conditions.

Si même les conditions étaient plus mauvaises encore, on verrait les liquides organisables et purulents de la surface se concréter sous forme de croûte.

La formation des croûtes est de l'autothérapie dans de mauvaises conditions. La puification est encore de l'autothérapie dans de mauvaises conditions. L'organisation immédiate de la lymphe plastique, c'est la fonction réparatrice par excellence. Tout l'art du médecin consiste à mettre l'économie dans les conditions qui la rendent possible.

Il ne suffit pas pour cela de supprimer le contact de l'air; il faut autre chose encore, et c'est la nature elle-même qui nous l'indique, si nous savons comprendre son langage.

Toute partie traumatiquement lésée devient douloureuse, non seulement au contact d'un corps étranger, mais encore sous l'influence d'un mouvement communiqué ou spontané de l'organe malade. Cette douleur nous commande le repos, et non seulement le repos de l'organe, mais même le repos de tout l'organisme, parce que le mouvement général suscite une suractivité circulatoire universelle, sensible dans l'organe malade. La douleur devient ici un moyen autothérapique; mais c'est un moyen qui a de graves inconvénients et que l'art doit rendre inutile par l'application de moyens contentifs convenables.

Le retentissement général d'un traumatisme local est en rapport avec l'étendue de la lésion et avec l'importance de l'organe lésé. Néanmoins, toujours la lésion s'accompagne de douleur; bientôt il y a épanchement de sang, soit au dehors, soit dans le point lésé; puis il se produit un excès de vascularisation de la partie, une chaleur exagérée s'y développe, la sensibilité augmente à tel point que l'impulsion du sang par le cœur y est sentie quelquefois douloureusement; les parties se gonflent, enfin elles acquièrent une friabilité plus grande.

Chacun de ces éléments pathologiques subordonnés à la lésion devient un acte en même temps pathogénique et autothérapique. L'art consiste pour chacun à le ramener au caractère autothérapique exclusif.

Ainsi, la douleur n'est bonne et salutaire que comme moyen nécessaire pour mettre tout le corps en repos et le système nerveux vaso-moteur dans les conditions qui conviennent à la production des actes réparateurs de la lésion.

Il est rare que cette douleur ne dépasse pas une

limite aussi restreinte; souvent elle détermine des spasmes plus ou moins violents; toujours elle avertit la conscience et dès lors s'accompagne quelquefois de préoccupations, de craintes, de réflexions fatigantes. Ramener la douleur à la limite du nécessaire, c'est le rôle du médecin.

Ainsi, l'hémorrhagie, qui est presque toute pathogénique, est pourtant encore autothérapique. Elle désemplit les vaisseaux de la partie lésée, elle diminue d'autant les dangers d'une fièvre traumatique trop vive, elle combat instantanément les mauvais effets que détermine immédiatement la douleur excessive de l'accident. L'art du médecin consiste à respecter cet épanchement dans la mesure du bénéfice à en obtenir, et, cette mesure atteinte, à l'arrêter immédiatement par des moyens sûrs.

Ainsi, l'excès de vascularisation est un moyen autothérapique s'il ne dépasse pas la mesure que nécessite la mise en acte de sécrétion plasmatique. Cet excès de vascularisation résulte d'un état nouveau des nerfs vaso-moteurs de la région et ne doit guère retentir plus loin, ni sur la circulation générale, si ce n'est dans le premier moment. Par cet acte vaso-moteur, les vaisseaux capillaires prélacunaires sont dominés par leurs antagonistes de la circulation capillaire directe; sous l'influence de cette vascularisation plus grande, il y a un abord plus actif du sang, séjour du plasma plus prolongé, imbibition et mouvements vitaux plus actifs de toutes les cellules engagées dans la surface traumatique, exhalation de lymphe organisable dans le lieu même du traumatisme (4).

Tous ces actes sont essentiellement nécessaires à la

guérison naturelle; ils sont essentiellement autothérapiques; c'est par un défaut de mesure, soit en plus, soit en moins, qu'ils peuvent devenir pathogéniques et nuisibles à la cure.

Un léger excès de chaleur objective et subjective de la région, parfaitement en rapport avec le meilleur travail de cicatrisation, est un effet normal de l'œuvre réparatrice. Si ce léger excès de chaleur n'offre aucun caractère autothérapique évident, il n'offre rien non plus de pathogénique. Il est une nécessité physique, un effet de l'action moléculaire suractive en ce point. Il est mieux de le considérer comme un effet du travail de cicatrisation et de le modifier, s'il y a lieu, non pas directement, par un emprunt de chaleur, mais dans sa cause immédiate : soit en diminuant la sensibilité, et par celle-ci, la vascularisation et la sécrétion plastique; soit en diminuant la vascularisation directement; soit encore en supprimant les fonctions glandulaires de la peau au voisinage de la lésion. Les moyens que l'art a l'habitude d'instituer dans ces cas ont tous ces effets désirables et les produisent le plus souvent simultanément. Il en est ainsi des corps isolants et du collodion en particulier.

L'excès de sensibilité est une nécessité vitale commandée par l'exagération de vie de la partie lésée. Si elle est assez bornée pour seulement entretenir l'état vasculaire local et avertir la conscience contre les contacts ou les mouvements dangereux, elle est autothérapique et essentiellement favorable. Elle devient dangereuse, surtout si elle est en excès, et la thérapeutique doit intervenir.

Le gonflement résulte nécessairement de la vascularisation suractive, il suit celle-ci dans son caractère bon ou mauvais; il est le signe au moyen duquel nous en apprécions le degré.

Enfin la friabilité elle-même est une modification salutaire qui permet l'union de tissus en voie de formation avec des tissus anciens qui, ramollis ainsi, reviennent, pour ainsi dire, à l'état embryonnaire et se trouvent par là même en état de vivre avec le tissu récent dans un rapport d'union intime impossible sans cela.

Tous ces événements sériels, commandés par la lésion dans l'organisme, sont naturellement bons. Ils deviennent mauvais, par le manque de mesure, par le manque d'ordre, ou par la déviation de leur but véritable. C'est en les mesurant, les coordonnant et les interprétant que le médecin peut agir favorablement. Il est rare qu'il ait à annihiler complétement.

Je rencontre ici un point de doctrine important, sur lequel je crois bon de m'arrêter un instant.

On a l'habitude d'appeler inflammation tout l'ensemble des actes que nous venons de parcourir et qu'on rencontre dans la réparation cicatricielle. Cette inflammation tout entière est de nature autothérapique ; c'est une œuvre réparatrice.

Mais le malheur de ce mot est qu'il sert encore à désigner de véritables manifestations morbides. Il y a là un abus d'expression qui obscurcit l'intelligence des faits, embrouille les discussions et empêche le progrès des idées et des œuvres. On vient d'en avoir la preuve dans une récente discussion à l'Académie de Médecine.

Si l'on veut continuer d'appeler inflammation l'ensemble symptômatique caractérisé par les trois phénomènes de rougeur, de chaleur et de douleur, on voit qu'il n'y a plus moyen de s'entendre. Ils se rencontrent dans les actes réparateurs par excellence : les cicatrisations. L'inflammation ne sera plus essentiellement une maladie; ce sera quelquefois une œuvre autothérapique.

Cependant une inflammation a été de tout temps admirablement décrite et considérée comme un type de maladie. Nous pouvons conserver ce mot avec sa signification nosologique, mais nous devrons nous habituer à considérer le travail de réparation cicatricielle comme complétement opposé à l'inflammation : celle-ci n'étant que l'excès dans les phénomènes qui appartiennent nécessairement à l'autre.

Il n'y aura pour nous inflammation que quand il y aura déviation pathogénique par excès des phénomènes propres à la réparation cicatricielle.

Cette inflammation aura pour caractère un excès dans la mesure de tous les phénomènes que nous venons de parcourir; excès de sensibilité, excès de vascularisation, excès de production plasmatique, excès de chaleur, excès de friabilité, production de pus, dépôts plastiques cavitaires ou interstitiels, mortification par étranglement ou par production pseudomembraneuse, etc.

L'inflammation est toujours un acte pathogénique secondaire. Non seulement dans les traumatismes, mais dans les affections inflammatoires spontanées, l'inflammation n'est pas toute la maladie; il y a audessus d'elle une lésion initiale qui donne, bien mieux que l'inflammation, la nature vraie de la maladie.

Ainsi entendue, l'inflammation est le plus souvent un état qu'il s'agit de combattre et d'annuler, à moins qu'elle ne soit un moyen d'élimination employé par la nature pour expulser, soit une cause morbide, soit un résultat irrémédiable d'une cause morbide.

Dans ces derniers cas, l'inflammation elle-même, nosologiquement définie, devient autothérapique, quand elle a pour but l'expulsion d'un corps étranger, ou d'un séquestre, ou d'une escarre, ou d'un organe dont la fonction et la vitalité sont détruites par une affection préalable.

Les inflammations les plus graves ne sont peut-être pas purement pathogéniques, quoique le médecin doive s'efforcer d'en enrayer la marche et les progrès.

Ainsi, la pneumonie *a frigore*, chez un homme que nous supposerons parfaitement sain, doit être immédiatement et vigoureusement combattue par tous les moyens expérimentalement éprouvés; et pourtant, peut-être n'a-t-elle eu lieu qu'après la production d'une lésion de vascularité que la nature travaille à guérir à sa manière, c'est-à-dire, par l'élimination du corps pathogénique.

Ici, l'art est plus habile que la nature, ainsi qu'il arrive toujours, d'ailleurs, quand il mérite véritablement ce nom. Nous détruisons, un à un, les phénomènes de l'inflammation jusqu'au phénomène initial de sensibilité qui avait mis tout en éveil, et alors le corps du délit reste définitivement réduit, ou il est rendu tolérable, ou bien enfin il trouve plus tard d'autres voies et moyens d'élimination plus lente.

Nous venons de voir que la cicatrisation est le

moyen réparateur autothérapique par excellence. C'est une fonction complexe et transitoire. Chacun des actes partiels qui la constituent est susceptible de variations qui, légères, n'altèrent guère le résultat général, mais qui, graves, transforment entièrement l'œuvre naturelle au point d'en faire un acte destructeur.

D'un autre côté, nous avons vu que l'acte destructeur par excellence, l'inflammation que nous avons définie, peut devenir à son tour une fonction de salut, et que même, dans les cas où ses effets sont le plus compromettants pour la vie, elle peut encore et doit même être considérée quelquefois comme un véritable moyen autothérapique.

Ces quelques exemples que nous venons de parcourir nous prouvent qu'il n'y a pas un seul acte pathologique qui puisse être exclusivement considéré, soit comme pathogénique, soit comme autothérapique. Ils sont presque toujours en même temps l'un et l'autre ; ce qui n'empêche pas qu'il y ait nécessité pour le praticien de ne pas s'abandonner aux hésitations d'une vue douteuse, mais de combattre les uns en suscitant les autres selon les indications rationnelles.

Susciter, coordonner, mesurer, rectifier les actes physio-pathologiques ; voilà tout l'art médical.

A quelles sources puiser les règles au moyen desquelles il soit possible de bien interpréter les actes physio-pathologiques pour en tirer les vraies indications ? 1° Dans une étude attentive de la physiologie normale, non pas analytique et spéculative, mais surtout concrète et réelle, individualisée dans chaque malade en particulier ; 2° dans l'étude attentive de l'étiologie, éclairée, s'il est besoin, par l'expérimentation; 3° enfin dans l'étude délicate et complète des fonctions pathologiques, j'entends ces coordinations dynamiques accidentelles et transitoires que l'observation nous permet de constater et dont quelques-unes nous ont été historiquement transmises sous le nom de crises.

C'est surtout cette dernière étude qui appartient à l'autothérapie, sujet de ce chapitre; il est donc bon que je place en ce moment quelques jalons sur cette route encore mal frayée, quoique déjà tant de fois explorée.

Les crises, en effet, sont des fonctions autothérapiques sur lesquelles il a été beaucoup pensé et beaucoup écrit. Leur vraie théorie doit être mise au courant de la science. Leur signification est depuis longtemps établie.

Il faut joindre à l'étude des crises celle de quelques fonctions locales dont la nature essentiellement médicatrice n'est pas plus douteuse.

Voici la désignation de quelques têtes de chapitre que je me contenterai d'indiquer ici.

*Fonctions autothérapiques ou normo-pathologiques.*

Congestion,
Hémorrhagie idiopathique,
Sécrétion de lymphe plastique,
Puification,
Bourgeonnement des plaies,
Incrustation des plaies,
Ulcération éliminatrice,

Induration,
Réparation sous-cutanée des fractures, etc.,
Ossification,
Exfoliation,
Elimination par gangrène,
Résorption des produits accidentels,
Fièvre,
Spasmes,
Eruptions,
Vomissements,
Flux muqueux,
Flux cutanés.

Je n'ai pas la prétention d'être complet dans cette énumération ; je veux seulement tracer une voie; d'autres la délimiteront mieux et la parcourront entièrement.

Toute la thérapeutique découle de l'ensemble de connaissances que nous supposerons acquises par l'étude de l'étiologie et de la réaction faite ainsi que je viens seulement de l'indiquer.

Le médecin, allié de l'autothérapie, doit se proposer d'atténuer au moins, de détruire ou seulement de déplacer la lésion principe et de maintenir la réaction dans son caractère autothérapique : tantôt la stimulant si elle est insuffisante, tantôt la calmant si elle est exagérée, enfin la régularisant si elle est ataxique.

Je ne fais pas ici d'ontologie. Modifier la réaction, c'est agir sur les organes du corps humain, et n'est-ce pas cela que produisent ces modificateurs fonctionnels que nous appelons médicaments?

La thérapeutique artificielle revient à supprimer, restreindre ou déplacer l'action de la cause initiale ; à diriger les phénomènes de la réaction et à les alimenter dans la mesure et dans l'ordre propres à la cure; ou enfin à remplacer certains actes autothérapiques naturels par des actes autothérapiques plus favorables et suscités par des moyens artificiels capables de dompter la direction autothérapique naturelle quand celle-ci est jugée ou trop lente, ou dangereuse pour un organe important, ou insuffisante dans son résultat probable.

Si nous avions pu, sans sortir des bornes que nous nous sommes imposées dans ce travail, étudier complétement les causes que nous avons énumérées plus haut, nous aurions eu l'occasion d'établir la valeur étiologique et l'incurabilité fréquente sinon invincible des diathèses et, en général, de tout ce qui fait le domaine de la tératologie.

Nous aurions mis au raug des anomalies incurables la faiblesse de constitution, les désharmonies de tempérament, les idiosyncrasies originelles, soit en considérant ces faits comme véritables causes de maladies actives, soit seulement comme prédispositions latentes.

Cette étude générale des causes nous aurait mis en face de faits tout différents de ceux que nous avons examinés jusqu'ici, dans lesquels une lésion curable étant produite détermine une réaction pathologique. Dans ces faits nouveaux, nous eussions vu des lésions universelles, absolument fixes et déterminant une forme de vie pathologique irréductible au type normal. Nous eussions vu des anomalies de rapports statiques et dynamiques entre les organes et les appareils, qui séparément considérés ne nous présenteraient aucun vice constatable : prédominances variées qui caractérisent les tempéraments morbides ou désharmoniques. Nous eussions vu de véritables lésions statiques ou dynamiques tellement combinées au milieu des rouages de la vie qu'elles existent à jamais sans déterminer aucune réaction réparatrice.

D'ailleurs, l'incurabilité n'est pas le privilége exclusif des lésions tératologiques. Il y a encore des lésions accidentelles ou des produits éventuels de maladies originelles ou acquises, dont la nature domine entièrement les forces réparatrices de l'économie. Relativement à ces faits, le rôle du médecin est réduit à empêcher, s'il est possible, les manifestations nouvelles; à les ralentir dans leur marche; à détourner, s'il est possible, ces manifestations des organes importants; à remplacer une manifestation grave par sa nature, ou son siége, ou son intensité, par une autre manifestation moins dangereuse; à empêcher toute réaction vaine ou nuisible; à accepter enfin l'établissement de quelque infirmité persévérante quand cette infirmité peut encore être compatible avec l'existence.

Telle est l'origine des diverses idiosyncrasies accidentelles dont je crois bon de faire l'énumération.

Perte des membres par diœrèse,
Perte totale ou partielle d'un organe,
Paralysie musculaire incurable,
Cécité incurable,
Surdité incurable,
Mutisme,
Bégaiement,
Asthme,
Brides indestructibles,

Cicatrices indélébiles,
Tumeurs fixes non progressives,
Ankiloses,
Déformations osseuses ou articulaires fixes,
Certains troubles sécrétoires habituels,
Hémorrhoïdes anciennes,
Diathèses acquises incurables,
Certaine insomnie,
La déviation du sens moral,
L'Incapacité intellectuelle, spéciale ou universelle,
Les goûts particuliers, physiologiques ou moraux,
Les opinions acceptées,
Les habitudes psychiques ou physiologiques.

Ce sont là autant de maladies, mais d'un caractère particulier. Ce caractère particulier : c'est la tolérance parfaite de l'organisme qui s'est soumis à l'établissement et à la permanence de la lésion incurable et ne suscite, malgré sa présence, aucune réaction, soit pathogénique, soit autothérapique.

Ces sortes de maladies doivent recevoir un nom particulier : je propose celui d'infirmités.

---

## CHAPITRE CINQUIÈME.

### THÉRAPEUTIQUE RATIONNELLE.

La thérapeutique est le but définitif de la science et de l'art. La science, dégagée des applications thérapeutiques, ne serait qu'une œuvre purement spéculative et de curiosité. Il y a peut-être lieu de réformer à ce point de vue les méthodes d'exposition généralement suivies. On ne voit pas assez nettement ressortir des études physiologiques les applications pathologiques ou thérapeutiques.

Je me suis efforcé, pour ma part, de m'éloigner moins du but pratique, et c'est à ce souci continuel de l'art que l'on doit la facilité logique des corollaires thérapeutiques que nous avons, à chaque pas, rencontrés et dégagés.

Il me reste peu à faire, en ce moment, pour compléter mon programme. Je vais brièvement 1° établir la méthode que l'on doit suivre dans l'examen du malade et dans la recherche des indications; 2° donner les indications générales qui ressortent des divisions étiologiques que nous avons distinguées; 3° déterminer les qualités particulières que doit réunir le médecin pour pratiquer son art avec succès.

## ARTICLE PREMIER.

### DES QUALITÉS DU MÉDECIN.

L'espace me presse; je me contenterai d'une simple énumération, sans développements.

Le médecin doit réunir les qualités suivantes :

La science autant qu'elle est faite;

L'habitude de l'appliquer aux réalités;

L'attention et l'habitude de l'observation;

L'amour de son art et la passion de guérir;

La confiance dans la science et dans ses propres capacités;

L'esprit d'analyse qui ne s'arrête qu'aux éléments naturels;

L'esprit de synthèse qui voit d'un coup d'œil et d'ensemble, dans leur temps, leur ordre, leur lieu, leurs relations dynamiques, tous les éléments fournis par l'analyse;

L'esprit de rapprochement et de comparaison, qui révèle les analogies et fait ressortir les différences;

La mémoire;

La prévoyance;

L'esprit critique, qui ne prend pas le change en transformant en vérités démontrées des hypothèses ou de simples vues de l'esprit;

L'esprit pratique, qui, ne méprisant aucun fait, ni même aucune hypothèse rationnelle, les mesure et les pèse, les poursuit jusqu'à leurs dernières conséquences et s'en sert dans ses décisions, qu'il prend sans délai, au moment même de l'occasion fugace;

La persévérance;

La bonté du cœur;

La fermeté du caractère;

L'énergie dans le devoir;

La discrétion;

La prudence;

Le désintéressement.

## ARTICLE SECOND.

### INDICATIONS PRATIQUES EN GÉNÉRAL.

Nous avons déjà fait ressortir, chemin faisant, les indications pratiques les plus générales. Il va nous suffire de les rappeler en quelques mots.

Les anomalies tératologiques sont rarement susceptibles d'une guérison entière. Il en est pourtant de curables, comme certaines imperforations, certaines formations surnuméraires, etc. L'art est parvenu à détruire ces causes de maladies ou de difformités.

Dans la plupart des autres cas, l'incurabilité est complète : l'art n'a plus qu'à se souvenir qu'il y a là des diathèses latentes, des imminences morbides, des prédispositions maladives. Il s'agit d'éviter les causes occasionnelles capables de décider les manifestations accidentelles. Si ces occasions n'ont pas été évitées et que des manifestations morbides aient commencé, il s'agit de les fixer, si le lieu et le moment sont favorables; de les déplacer, si le lieu est malheureusement choisi; de les remplacer, si la nature des manifestations commencées a plus de gravité et de danger qu'une autre manifestation qu'il serait possible à l'art de susciter; enfin de les supprimer entièrement, si l'expérience a fait connaître quelque moyen capable d'atteindre ce but désirable.

Les causes accidentelles exogènes agissent instantanément ou progressivement. Dans le premier cas, on n'a affaire qu'aux effets déjà produits. Dans le second, il est encore quelquefois possible et nécessaire alors de détruire la cause ou d'enrayer son action progressive.

Les causes exogènes appartiennent à deux catégories : les unes sont assimilables, pour ainsi dire, c'est à savoir que probablement elles entrent dans la constitution des blastêmes et produisent une diathèse acquise souvent au-dessus des ressources de l'autothérapie et de la thérapeutique; les autres ne sont pas assimilables, elles ne peuvent être tolérées, et toutes les forces vives de l'économie se mettent en activité pour ainsi dire intentionnelle, dans le but d'arriver, soit à la réparation immédiate des effets accomplis, soit au confinement local de la cause et à l'élimination subséquente, soit à l'élimination directe par voie fluide dans les liquides excrémentitiels ordinaires, ou dans les produits d'une fonction crinique pathologique.

Les causes morbides endogènes présentent les plus grandes difficultés systématiques, mais ici la meilleure thérapeutique est la thérapeutique préventive, c'est-à-dire l'hygiène; la thérapeutique de curation ne peut s'astreindre assez facilement à des règles générales pour qu'il me soit possible d'en essayer ici la formule. Lorsqu'elles dépendent de la liberté individuelle, l'indication est évidente.

Maintenant la maladie existe, la cause a agi, la vie est pathologique. Il s'agit, la cause étant connue, d'y subordonner dynamiquement tous les troubles morbides par ordre de temps, d'instituer dès lors une méthode de traitement et de saisir chaque jour dans l'interprétation pathogénique et autothérapique le désordre radical qu'il faut tout d'abord enrayer ou réparer.

Tous les phénomènes morbides doivent être ramenés à n'avoir que le caractère autothérapique.

Si toutes les indications ne peuvent se réunir dans une indication simple et réalisable, il faut saisir alors l'indication la plus importante et simplifier successivement ainsi l'état morbide.

Si des résultats morbides insurmontables sont définitivement produits dans l'organisme, il faut en juger l'importance immédiate et future, soit au point de vue de la santé, soit au point de vue des fonctions sociales, et se conduire ensuite en conséquence : ou bien en acceptant une infirmité invincible, ou bien en sacrifiant chirurgicalement l'organe même où siége le produit pathologique.

Essayons de nous rapprocher davantage des faits particuliers, et, parcourant les causes initiales exogènes, déterminons, s'il est possible, les indications directes et les indications subordonnées à la marche et aux complications les plus fréquentes en clinique.

Dans le cas où les causes agissent par application, leur action est instantanée, ou bien continue et progressive, ou non.

Dans le premier cas, la lésion instantanément produite se guérit par cicatrisation précédée ou non d'élimination; s'il n'y a qu'épanchement sanguin ecchymotique, il se guérit par résorption successive. Il s'agit ici de supprimer la douleur, d'en empêcher le développement, de maintenir les parties en relations statiques favorables, de protéger contre l'accès des corps étrangers, et enfin de prévoir et d'empêcher les complications inflammatoires ou autres.

Dans le second cas, il faut avant tout enlever la cause, et les faits rentrent ensuite dans le premier cas. Si la cause ne peut être enlevée immédiatement, il s'agit, ou d'aider son élimination, ou de diminuer l'intensité de son action au point de la rendre, s'il est possible, entièrement tolérable.

Lorsque les causes agissent chimiquement et par combinaison, la première condition est d'enlever cette cause, ou d'en solliciter l'expulsion, ou d'en neutraliser l'activité.

La lésion produite porte sur les tissus ou sur les liquides vivants.

Si elle porte sur les tissus, ils sont en partie mortifiés, et la guérison par cicatrisation est nécessairement précédée d'une période d'élimination par ulcération périphérique. Cette période d'élimination doit être aidée le plus souvent; l'économie doit ensuite être mise à l'abri des résorptions. Les autres indications sont les mêmes que nous avons données plus haut.

Si la lésion porte sur les liquides, il se présente deux cas. Ou bien le liquide altéré devient impropre à la circulation, et alors il se concentre et se confine dans un compartiment vasculaire ou interstitiel borné; puis cette lésion se guérit, soit par induration, soit par oblitération avec caillot inaltérable, soit par épaississement d'abord et ramollissement subséquent avec élimination par suppuration ou dissémination vasculaire et dépôts métastatiques, soit encore par nécrose immédiate ou secondaire portant sur les solides engagés dans l'altération fluide et alors par élimination gangréneuse et suppurative.

Dans tous ces cas, la lésion reste bornée, le rôle du médecin consiste à favoriser l'induration si elle est possible et sans inconvénient, chose excessivement rare; ou à favoriser le confinement morbide; ou à exciter et aider l'élimination immédiate, soit qu'elle ait lieu par décomposition moléculaire sur place et résorption coïncidente, soit qu'elle ait lieu par décomposition nécrosique et élimination par ulcération et suppuration; ou à empêcher les accidents infectieux et les dépôts métastatiques, et, s'ils existent, à consolider les forces générales de l'économie en donnant issue rapide à ces dépôts et en excitant l'élimination universelle par les émonctoires physiologiques.

Ou bien le liquide altéré reste propre à la circulation, et alors, porté universellement vers tous les appareils, il les altère tous directement et principalement le système nerveux. Dès lors, de deux choses l'une : ou bien la lésion dynamique du système nerveux n'est pas assez grave par sa nature ou son intensité pour que cet appareil ne puisse plus gouverner toutes les fonctions; ou bien, au contraire, le système nerveux reste frappé d'impuissance.

Dans ce dernier cas, la mort est fatale, soit directement, ou par cessation d'action nerveuse, ou par ataxie destructive de tout rhythme vital; soit indirectement, par altération secondaire du sang et de tous les tissus sous l'influence de la cessation de toutes les fonctions autothérapiques efficaces.

Dans le premier cas, les désordres nerveux sont partiels, et avec eux se développent des accidents secondaires et tertiaires, contre lesquels lutte la nature médicatrice, qu'il s'agit de bien comprendre et interpréter pour agir en conséquence. Le caractère général de cette réaction autothérapique, c'est la tendance à l'élimination par quelque émonctoire approprié à l'espèce de poison.

Les causes qui agissent par impression sont les causes physiques. Ces sortes de causes agissent par influence et à distance, sans lésion mécanique ou chimique.

Ou bien ces causes n'agissent que sur le système nerveux; ou bien elles agissent sur tous les tissus quels qu'ils soient, et alors par décomposition de ces tissus; ou bien elles agissent par un changement de constitution ou de quantité du milieu extérieur.

Il faut reconstituer les milieux si la chose est possible; empêcher l'action de la cause extérieure, soit en la détruisant, soit en protégeant l'organisme contre sa puissance; agir sur le système nerveux en sens opposé de l'action morbide.

Les résultats accomplis par suite de la cause physique sont combattus par les moyens rationnels qu'indique la nature de ces résultats. Ces résultats sont : ou des habitudes organiques qu'on ne peut modifier qu'avec précaution et progressivement, ou des troubles nerveux à retour périodique, ou encore des actes d'émonction normale incomplets ou exagérés.

Les causes miasmatiques sont des corps étrangers volatils ou corpusculaires capables de se disséminer dans l'atmosphère et susceptibles d'être absorbés par les voies respiratoires surtout.

Les miasmes sont généralement d'origine organique : les uns proviennent surtout d'animaux ou de produits animaux, les autres, de végétaux ou de résidus végétaux en décomposition.

Cette origine connue indique immédiatement le moyen de les détruire ou de s'en préserver.

Ces miasmes sont plus abondamment produits, dans certaines conditions, au lieu même de leur naissance. Là, leur action est continue avec des exacerbations périodiques. Leur activité locale détermine les endémies et les endémo-épidémies.

La vitalité du miasme est en certains cas si grande, qu'il peut, sans perdre sa puissance spéciale sur l'organisme, être transporté à des distances considérables et constituer alors de vraies épidémies.

Il y a une distinction importante à faire au sujet des miasmes, et cette distinction est imposée par les faits.

Les uns ne peuvent se produire qu'au lieu de leur origine. Leur action ne s'étend pas au-delà de la population qu'ils touchent. Ils sont localement infectieux, mais ils ne sont pas contagieux. Ils semblent agir surtout par leur quantité pour produire des effets variables; sans préjudice, bien entendu, pour les diversités de récepteurs.

D'autres miasmes ont un lieu d'origine sur un point peu salubre du globe; mais, une fois produits ainsi, ils paraissent se multiplier dans les organismes qu'ils envahissent. Ils sont infectieux, non seulement au lieu d'origine première, mais encore dans les lieux où se transportent ceux qui les ont absorbés et où leurs victimes sont suffisamment multipliées. Ils sont contagieux par infection reproduite.

Bien qu'il faille, encore ici, tenir compte de la quantité, surtout pour expliquer les variétés de début et de marche des affections individuelles qu'ils déterminent; il faut, plus encore, tenir compte de la nature spécifique du miasme, d'autant qu'il se reproduit et se régénère comme une véritable espèce vivante.

Il faut encore tenir compte de la réceptivité individuelle. Ainsi, il est des miasmes contre lesquels certains organismes luttent avec avantage, soit pour refuser de les absorber par suite d'une plus grande sensibilité de la muqueuse pulmonaire ou nasale; soit pour les expulser aussitôt après l'absorption, sans leur permettre leur multiplication dans l'économie; soit pour résister plus ou moins à leurs effets dans l'organisme, malgré leur absorption et même leur multiplication. Cette gamme de réceptivité varie depuis l'immunité complète jusqu'à l'infection individuelle la plus entière.

Elle ne peut guère être prévue. Mais puisqu'elle existe, elle prouve que le miasme ne s'éloigne pas beaucoup, en général, des éléments vitaux communs, et c'est ce qui fait son danger. Les poisons sont d'autant plus à craindre qu'ils s'éloignent moins des modes vitaux communs. S'ils s'en éloignent considérablement, ils révoltent d'autant plus l'organisme contre leur implantation.

Un miasme qui agit ainsi en se reproduisant dans l'organisme peut encore agir d'une façon très-variable selon les quantités subitement et dès le premier instant absorbées. La quantité, directement absorbée, peut déterminer immédiatement les accidents très-graves qui ne succèdent généralement qu'à la multiplication du miasme dans l'organisme. Aussi, son action peut être grave et immédiate, bien que, habituellement, elle soit lente et progressive.

Dans cette forme d'intoxication miasmatique, l'art doit surtout s'attacher à produire l'immunité des organismes par la guérison des prédispositions connues. Il doit ensuite empêcher, s'il est possible, le séjour dans l'économie de l'agent infectieux, ou au moins empêcher sa multiplication ou son accumulation. Il doit enfin lutter dans le sens autothérapique contre les résultats morbides qui succèdent, soit à l'infection immédiate, soit à l'infection croissante et complète. Il doit enfin détruire le miasme dans les matières ou les corps qui le recèlent au fur et à mesure de son expulsion des organismes.

C'est dans la lutte autothérapique de la nature et dans la pathogénie sérielle des accidents qui suivent l'infection initiale que se rencontre le problème clinique le plus important.

La méthode à employer est celle que j'ai indiquée; c'est-à-dire, qu'il faut établir la série des accidents par ordre de temps, faire la physiologie pathologique de ces accidents, interpréter la nature et l'ordre étiologique des éléments morbides, distinguer les corrélations simultanées ou successives de ces éléments, et dégager, sous forme d'indications, les modifications fonctionnelles réalisables qu'il faut obtenir et que l'on juge capables d'aider l'action thérapeutique naturelle.

Aller plus loin, dans cette étude, serait entrer dans le domaine des faits particuliers; c'est le but que je m'imposerai dans un autre travail, si le temps me le permet.

Les miasmes, en général, sont inassimilables. Ils altèrent primitivement le liquide sanguin et les milieux interstitiels; ils dévient en second lieu les actions nerveuses; et en troisième lieu, les fonctions complexes de la vie.

La direction autothérapique de la nature est surtout indiquée dans les infections légères et commençantes.

Le plus souvent, l'autothérapie procède par voie d'élimination au moyen des émonctoires cutanés ou muqueux. Cette élimination se fait par suractivité fonctionnelle des organes dépurateurs. Elle s'accompagne d'évacuations liquides dans lesquelles le sang fournit le menstrue nécessaire à l'entraînement du miasme.

Le danger de ces éliminations consiste en ce que l'évacuation est incomplète, devient périodique, épuise l'économie par les pertes de liquides et s'accompagne souvent d'altérations des organes plus particulièrement éliminateurs, ou plus spécialement envahis par l'accumulation périodique du miasme. Il consiste en ce que la synergie si complète des fonctions circulatoires et des fonctions nerveuses fatigue leurs appareils quand ces éliminations se répètent à trop courts intervalles. Il consiste en ce que le miasme, par sa nature, ou par sa quantité, ou par l'idiosyncrasie du récepteur, est capable d'enrayer l'établissement des synergies nécessaires à l'élimination.

La périodicité des crises éliminatrices semble déterminée par la succession de régénérations de miasme endogène, régénération qui demande un certain temps et reproduit l'impression générale du système nerveux, qui répète ainsi, à intervalles réguliers, les phénomènes d'un accès. La périodicité s'expliquerait peut-être encore par quelque confinement, quelque localisation du miasme dans un organe qui ne se révolterait que quand l'accumulation deviendrait d'un certain degré intolérable, qui rejetterait alors dans la circulation ce miasme accumulé, et reproduirait ainsi à intervalles réguliers l'impression nerveuse générale et le consensus synergique de chaque crise universelle.

A priori, ces sortes d'intoxications miasmatiques demanderaient un moyen d'une absorption facile, d'une dissémination complète, d'un transport rapide et d'une élimination prompte. Il faudrait que ce moyen fût un fortifiant du système nerveux vaso-moteur au moins, et qu'il jouît sur le miasme d'une sorte d'antagonisme, soit matériel, soit physiologique.

C'est dans ces sortes de maladies que l'empirisme a jusqu'à présent trouvé son triomphe. Le triomphe du physiologisme serait bien plus avantageux encore. C'est pour le préparer que je m'étends ainsi à établir et poursuivre les hypothèses les plus rationnelles.

Les miasmes ne sont pas inoculables; ils sont absorbables directement, surtout par les radicules des veines pulmonaires. Ainsi absorbés, ils se trouvent dans le sang artériel, et ils sont instantanément portés, moins aux organes d'émonction naturelle qu'à tous les organes non dépurateurs. Il en résulte que ce sont surtout les fonctions modulatrices qui sont primitivement atteintes après le contage du sang. C'est en cela que résident le danger quelquefois si prompt et l'universalité si complète des accidents produits par les intoxications miasmatiques.

Les miasmes spécifiques, heureusement distingués par M. le professeur Bouchardat, font le passage naturel entre les miasmes ordinaires et les virus. Je n'aurais rien à dire de ces sortes de causes qui ne se trouve dans mon étude des miasmes ou dans celle des virus, à laquelle je passe immédiatement.

Les causes virulentes ont deux modes de pénétration dans l'organisme. Les unes sont seulement inoculables; les autres sont surtout naturellement volatiles ou corpusculaires comme les miasmes et absorbables par les mêmes voies; les autres, enfin, sont inoculables et directement absorbables tout à la fois.

De là des moyens prophylactiques différents pour chaque genre de maladies et pour chaque espèce, selon ses voies les plus ordinaires de transmission.

Elles sont toutes contagieuses, au moins à certain moment.

La plupart des maladies virulentes déterminent des idiosyncrasies particulières souvent indestructibles. Toute l'économie semble en être touchée et revêt une immunité durable, soit contre une intoxication identique nouvelle, soit contre une intoxication différente mais probablement très-analogue.

L'empirisme, dans un heureux coup-d'œil, a remarqué ces immunités réciproques, et l'art est parvenu à créer des immunités contre des intoxications très-graves au moyen d'intoxications artificielles très-légères et cependant préservatrices.

Toute cause virulente se multiplie dans l'organisme, non plus directement et par une véritable génération, comme les miasmes spécifiques, mais par un travail d'émonction pathologique dont le résultat est un liquide concressible et volatilisable, travail qui est bien plutôt l'œuvre de l'organisme que l'œuvre du virus absorbé d'abord.

Cette multiplication ne se fait pas sans résistance autothérapique; elle demande un certain temps et se termine par une crise expultrice dont les produits contiennent, pour un temps au moins, la cause morbide douée de toute sa virtualité.

L'expérience a prouvé l'impossibilité et le danger d'empêcher la série autothérapique qui aboutit à la crise,

Là encore il s'agit de connaître exactement cette série autothérapique, de la maintenir dans l'ordre, et, la crise obtenue, de détruire la virtualité morbide des produits éliminés.

Quand une maladie virulente n'amène pas de crise éliminatrice, elle détermine une diathèse morbide. Dès lors, ou bien l'expérience a prouvé la cure possible de cette diathèse, ou bien, le plus souvent, cette diathèse devient permanente, comme d'un autre côté sont permanentes les immunités conférées par les maladies virulentes. En face de ces diathèses permanentes, il s'agit d'empêcher les manifestations possibles et surtout la transmission héréditaire ou directe.

La pustule maligne et la rage sont des maladies de cause virulente. Elles font naturellement le passage aux maladies venimeuses.

Les causes venimeuses sont des inoculations exécutées par des animaux qui, du même coup, produisent une plaie et y introduisent un liquide physiologiquement produit par eux.

On ne peut, vis-à-vis de cette cause, que l'éviter ; ou détruire immédiatement, soit le venin lui seul dans la plaie, soit la partie de l'organisme qui comprend la quantité de venin versé ; ou enfin enrayer l'absorption au-delà de la section du membre primitivement contaminée, soit par une amputation immédiate, soit par une ligature définitive.

Lorsque le venin n'a pas été ainsi détruit, ou enlevé, ou enrayé dans sa marche, il est porté par le sang au contact du système nerveux, et détermine par sa présence des troubles fonctionnels irréparables ou non.

Dans le cas où les troubles sont réparables, la nature emploie encore ici la méthode d'élimination par quelque émonctoire naturel. L'art consiste à gouverner ce travail d'élimination.

## ARTICLE TROISIÈME.

### MÉTHODE D'EXAMEN DU MALADE ET DE DISCUSSION THÉRAPEUTIQUE.

Il y a deux méthodes thérapeutiques. L'une est rationnelle, l'autre est empirique.

La méthode empirique procède le plus souvent du hasard, de rapprochements vagues et d'une connaissance purement phénoménale.

Elle se juge par la statistique, aussi bien quant à ses conditions d'application que dans sa valeur définitive.

Cet empirisme est un véritable subterfuge pour cacher l'ignorance véritable et se rendre utile en attendant la science.

Le nec plus ultrà de l'empirisme, c'est la découverte d'un spécifique.

La vraie science ne cherche pas les spécifiques des maladies, mais elle s'efforce de faire passer les spécifiques au rang de moyens rationnels.

La méthode rationnelle procède de l'observation physiologique; elle étudie les modifications dynamiques locales ou générales déterminées par un médicament défini. Elle juge la valeur de la modification dynamique déterminée par le moyen thérapeutique relativement au fonctionnement dynamique de la maladie elle-même. Elle tire des faits la preuve que l'interprétation admise est vraie et en conclut la loi d'application.

Dans cette méthode, la statistique n'est plus de mise. Un seul fait positif suffit pour dégager la loi. Si l'on recherche la confirmation de l'induction puisée dans le premier fait, c'est parce que l'on craint prudemment quelque erreur d'observation; ce n'est pas parce que l'on croit la loi moins entière dans un seul fait que dans une multitude.

Les moyens thérapeutiques rationnels ne sont plus indiqués par une maladie en général, ni par des groupes symptômatiques rassemblés, ni par des signes plus vagues encore, comme ceux qu'Hippocrate a décrits avec tant de sagacité pourtant. Ils sont indiqués par les fonctions physiologiques persévérantes, par les variations pathologiques des mêmes fonctions, ou par les fonctions autothérapiques elles-mêmes.

Le rôle de l'empirisme s'amoindrit le plus possible. La force brutale des faits est remplacée par la logique des forces. La science devient prévoyante et sage.

Voici, en résumé, la conduite que le médecin doit tenir au lit du malade :

Etablir par l'interrogatoire le caractère, l'époque précise et les symptômes du début;

Constituer l'enchaînement des symptômes par ordre

de temps, depuis le début jusqu'au moment de l'examen;

Rechercher les lésions organiques ou les désharmonies organiques constatables par tous nos moyens d'investigation;

Rapprocher chaque lésion d'organe du groupe de symptômes que l'empirisme et la science en ont prouvé être les signes et l'accompagnement;

Etablir à nouveau, au moyen de ces deux données, symptômes successifs et lésions actuelles, l'enchaînement sériel, non plus seulement des symptômes, mais des éléments morbides par ordre de rapports physiologiques;

(L'élément morbide est toujours constitué par deux ordres de faits corrélatifs : le fait matériel, statique, et le fait fonctionnel, dynamique. Ce dernier comprend le fait immédiat et les faits éloignés, généralisés.)

Si ce travail peut être achevé, le fait est réduit à sa loi scientifique, la connaissance est complète. Si ce travail est incomplet, nous n'arrivons pas à la science; mais nous avons les probabilités ; nous pouvons instituer les hypothèses, et la pratique doit s'astreindre aux règles, non de la science, mais de la prudence.

Dégageant alors la maladie réelle dont il s'agit;

S'aidant ensuite de la connaissance de l'idiosyncrasie de l'individu, par le fait de soins antécédents ou par les renseignements anamnestiques;

Renseigné, en outre, sur les modes d'existence et de terminaison de la maladie diagnostiquée, par les faits consignés dans les annales de l'observation clinique;

Faire le départ des lésions diverses et de leurs groupes symptômatiques; les mettant :

1° Les uns, dans la classe des éléments morbides concomitants à cause commune ou à causes différentes ;

2° D'autres dans la classe des phénomènes réactionnels, les uns pathogéniques, les autres autothérapiques ;

3° Les derniers enfin dans la classe des infirmités tolérables : faits accomplis et insurmontables déterminant une idiosyncrasie nouvelle ou une modification acquise de l'idiosyncrasie préexistante.

Réunissant tout l'ensemble morbide en observation dans une synthèse éclairée par l'analyse précédente ;

Appuyé toujours des documents plus ou moins analogues ou identiques, consignés dans l'observation clinique ;

Connaissant par expérience scientifique l'action modificatrice des moyens thérapeutiques :

Voir, d'un coup-d'œil sûr, l'enchevêtrement du nœud clinique à dénouer, et du même coup établir son plan stratégique ;

Tantôt, si la cause initiale, toujours active, tient sous sa dépendance tout le reste de l'état morbide, l'attaquer par un antidote matériel, ou, faute de celui-ci, par un antidote physiologique ;

Tantôt, reconnaissant des lésions concomitantes mais physiologiquement indépendantes, combiner ses moyens de manière à vaincre, soit simultanément, soit plutôt successivement sur tous les points attaqués ;

Tantôt, reconnaissant la nature réactionnelle des éléments morbides observés, voir si ces éléments réactionnels s'établissent dans la mesure et dans l'ordre autothérapiques ; si tous convergent sans se compliquer, sans s'exaspérer, sans se troubler, et alors tenir dans la mesure et dans l'ordre chacun des actes autothérapiques;

(Réfléchissant en tout cela à cette vérité : que nos modificateurs ont généralement une action multiple, et s'assurant toujours que l'action morbide des modificateurs ne nuira pas à l'action thérapeutique proposée.)

Tantôt enfin, voyant que certain élément morbide est au-dessus des ressources de l'autothérapie aidée même de l'art le plus consommé, savoir se décider à temps au sacrifice d'un organe, à l'établissement d'une infirmité persévérante, pourvu que cette infirmité, que cette perte d'organe pussent être tolérées et permettre la conservation de la vie ou d'une partie encore utile.

FIN.

Vu bon à imprimer.

A. RICHET.

Vu et permis d'imprimer.

*Le Vice-Recteur de l'Académie,*

A. MOURIER.

# APPENDICE.

---

NOTE (1) (*page 4*).

La connaissance est l'état de l'esprit en possession d'un objet par la mémoire. La connaissance vraie est précédée de l'application attentive de l'esprit à chacun des éléments de l'objet. Alors c'est la naissance ensemble des ressouvenirs acquis par l'examen analytique préalable. La connaissance est complète ou incomplète. Mais elle est toujours plus que la notion, qui n'est que le souvenir d'un quelconque des éléments du même objet. Elle diffère de l'idée, qui se traduit toujours par une expression catégorique, tandis que la connaissance peut être tout intuitive. L'idée se traduit au dehors par l'expression propre. La connaissance est l'état intellectuel en dehors des expressions qui peuvent la manifester. La connaissance appartient aux animaux aussi bien qu'à l'homme; la notion également; mais l'idée est l'apanage de l'humanité exclusivement.

La conception, dont l'étymologie se rapproche de *connaître* et *comprendre*, a reçu une acception particulière des philosophes; ce mot sert à désigner un ensemble d'idées prises par l'esprit dans une véritable unité catégorique d'ordre supérieur. C'est le pendant, pour les idées, du mot connaissance, pour les notions.

NOTE (2) (*page* 10).

Le mot solidarité vient de *solus dare*. Formé de ces deux racines latines, il convient à l'acception légale. Dans ce cas, en effet, il s'agit d'une obligation par suite de laquelle un seul créancier est condamné à payer pour plusieurs solidairement obligés; un seul donne pour tous; un seul a la responsabilité de tous. Le même mot a passé dans le langage philosophique général, et en particulier dans la sociologie. Je ne suis pas le premier qui l'introduise dans la physiologie. Dans ces nouvelles acceptions, ce mot a un sens plus étendu : il signifie non plus seulement une responsabilité éventuelle d'un seul pour plusieurs, mais une réciprocité continue et actuelle de chaque partie d'un tout vis-à-vis des autres parties du même tout, et vis-à-vis du tout entier, *et vice versâ*.

Le fondateur du positivisme a créé un mot particulier qui répond à cette idée pour son acception sociologique; c'est le mot *altruisme*, calqué sur *égoïsme*, avec *alter* qui s'oppose à *ego*. Ce mot lui-même ne donne pas l'idée de réciprocité de la solidarité sociale; il eût fallu le former de la racine *alteruter*, et l'on aurait alors *alterutrisme*. Mais avouons que ces néolocutions sont peu agréables.

La physiologie possède un mot d'une meilleure origine et dont l'usage a sanctionné l'emploi, c'est le mot *synergie*, qui signifie activité commune. On peut lui reprocher de ne pas exprimer suffisamment l'idée de réciprocité d'activité, et d'ailleurs l'usage a prévalu de l'opposer à *sympathie*, et dans ce cas il ne signifie plus autre chose que activité musculaire commune. Dans l'impossibilité de trouver le mot propre, et pour n'en pas créer un, j'ai donc pris le parti de me servir du mot le plus habituellement employé dans le langage commun : du mot *solidarité*.

Il n'y a pas réellement de solidarité statique. Le mot *solidarité* est un terme qui appartient exclusivement à la philosophie dynamique. On ne peut pas plus dire *solidarité statique* que *vie statique*.

NOTE (3) (*page* 13).

Je partage la vie végétative en trois systèmes de fonctions solidaires : 1° préparer, 2° distribuer, 3° assimiler. Il y a donc les fonctions préparatrices, les fonctions distributrices, les fonctions assimilatrices. Les fonctions préparatrices sont la digestion, la respiration, les sécrétions et les excrétions. — Les fonctions distributrices sont l'osmose et les circulations, sanguine, chylifère, lymphatique. — Les fonctions assimilatrices, étant les plus générales, sont la nutrition, la génération, la catalyse, la dialyse.

Les sujets de ces fonctions diverses sont de plus en plus distincts à mesure que ces fonctions sont plus particulières. Ainsi toute cellule vivante est sujet de l'assimilation pour elle et pour tout le corps; toute lacune interstitielle, tout vaisseau est sujet de la fonction de distribution ; l'appareil labial, l'appareil dentaire, l'appareil lingual, l'appareil pharyngien, etc., sont les sujets multiples et distincts d'autant de stations préparatrices.

Mais, à vrai dire, chacune de ces fonctions a pour sujet l'organisme tout entier dans une de ses formes d'activité. Ainsi, pas une seule cellule qui ne se nourrisse et ne nourrisse pour sa part le corps entier. Ainsi le dernier acte de distribution se confond, par l'osmose et la catalyse, avec la fixation nutritive elle-même, et se poursuit par conséquent dans l'intimité de toute cellule vivante. Enfin la préparation elle-même n'est pas comprise si on ne la suit jusqu'à ce moment où s'établit dans la cellule même le travail de fixation assimilatrice. Mais chacun de ces trois systèmes de fonctions est très-différent dans ses stations intermédiaires et dans les déterminations anatomiques qui y correspondent. Ainsi, pour la nutrition, pas de détermination distincte sous le nom d'appareil ou d'organe. A quelque organe qu'appartienne la cellule vivante, c'est à elle qu'il faut aller pour trouver le point précis de la nutrition. La nutrition est la seule fonction vraiment universelle; aucune distinction n'y peut être saisie : il faudrait en distinguer autant qu'il y a de cellules séparées.

Cependant, si chaque cellule vivante est le véritable organe de la nutrition, il ne s'ensuit pas que cette fonction soit identique dans le temps et dans l'espace pour toutes les cellules du corps. En effet, les cellules sont diverses de nature autant que les tissus sont différents eux-mêmes; les cellules de même nom ne sont pas toutes arrivées au même âge de développement dans l'universalité de l'organisme; les cellules de même âge et de même nom ne sont pas engagées dans un fonctionnement organique uniforme dans tout l'organisme et à chaque moment de la vie : de là autant de sources de variations de nutrition dans les cellules vivantes.

D'un autre côté, la nutrition est une assimilation, c'est une transformation; c'est en somme un acte par suite duquel la cellule prend au dehors quelque chose qui ne lui appartient pas, se pénètre de cet élément tout à l'heure étranger, en fait une partie d'elle-même, non seulement au point de vue statique, mais surtout au point de vue dynamique. La nutrition est donc un conflit entre la cellule et le plasma interstitiel. Or, de la nécessité du plasma interstitiel résulte pour la nutrition une source très-abondante de variations d'activité. Car ce plasma est plus ou moins abondant, plus ou moins régulièrement constitué, plus ou moins concentré ou dilué, plus ou moins renouvelé par et dans le courant sanguin.

Ces dernières variations hygides et morbides ne sont pas abandonnées au fatalisme continu et intensif des forces physiques ou chimiques pures; elles sont coordonnées avec toutes les autres fonctions de l'organisme par les lois et moyens de solidarité. Aussi trouvons-nous là une série de fonctions de solidarité appartenant à la nutrition et qu'il importe de bien déterminer; je les appelle fonctions de modulation nutritive.

Par les unes, le plasma interstitiel est constitué dans le mode le plus approprié aux besoins des cellules qui l'environnent : ce sont des actes osmotiques; par d'autres, le plasma est amené dans la quantité absolue ou proportionnelle convenable : ce sont des actes osmotiques, mais surtout circulatoires. Aussi, nous trouvons là un système capillaire et des lacunes interstitielles capables de variations d'activité gouvernées par des centres nerveux spéciaux que l'on nomme vaso-moteurs. Nous trouvons en outre un véritable agent chimique que, par un artifice admirable, la nature est parvenue à mesurer et moduler comme s'il ne s'agissait que d'un agent vital commun.

On sait que la circulation n'est pas seulement un transport de liquide plus ou moins nutritif, mais qu'elle est encore un transport de gaz, et en particulier de gaz oxigène. Or, l'oxigène est en équilibre instable dans les globules, et dès lors le même artifice organique, qui diminue ou augmente le passage interstitiel des liquides, est aussi celui qui diminue ou augmente l'abord du gaz oxigène; le même artifice qui amène le sang ou la lymphe plastique au contact de la cellule, est aussi celui qui approche de ces cellules ou de cette lymphe interstitielle l'élément chimique indispensable des catalyses composantes ou décomposantes de la nutrition; cet artifice est la pénétration des parenchymes par des capillaires contractiles qui, sous l'influence du système nerveux vaso-moteur, amènent en mode régulier le liquide nutritif et, du même coup, l'oxigène libre à la distance infinitésimale qui lui permet de quitter le globule pour d'autres éléments voisins.

Au point de vue de la nutrition même, je suis donc amené à constater le rôle fonctionnel de la modulation, comme je serais forcé de le reconnaître dans les fonctions plus spéciales et plus complexes de la préparation et de la distribution.

Le sujet de la modulation nutritive en dehors de la cellule vivante est donc la détermination textulaire intime et surtout le système nerveux vaso-moteur et les globules sanguins.

Note (4) (*pages* 18 et 65).

Depuis les premières expériences de section des filets sympathiques d'une région suivie de vascularisation avec excès de chaleur de la même région, il est accepté que la congestion est une paralysie des nerfs vaso-moteurs sympathiques.

Il me semble que, dans cette conclusion, on a dépassé les limites de l'enseignement de l'expérience. En effet, lorsque l'on coupe les filets sympathiques vaso-moteurs d'une région, la chose n'est pas douteuse, on paralyse l'action de ces filets et l'action des puissances contractiles auxquelles ils se rendent, à moins qu'il ne reste quelques puissances motrices étrangères encore intactes. Cette paralysie, qui est l'expérience même, produit un relâchement avec distension des capillaires; ceci est un résultat logiquement consécutif, parce qu'on sait que les filets coupés vont aux vaisseaux capillaires de la région et que ces capillaires ont des parois contractiles et musculaires. Il est donc légitime de conclure que la paralysie des nerfs vaso-moteurs sympathiques amène la distension paralytique des vaisseaux subordonnés ; mais il serait très-illégitime de conclure par une proposition réciproque, que la distension vasculaire est une œuvre de paralysie des nerfs vaso-moteurs sympathiques.

Cependant cette erreur a été commise par Cl. Bernard et par tous ceux qui l'ont suivi jusqu'ici, sans excepter Marey. Aussi, l'enseignement qui résulte de cette expérience est-il resté jusqu'aujourd'hui incapable d'expliquer les faits pathologiques.

On dit que la congestion de quelque nature qu'elle soit est œuvre de paralysie vasculaire; c'est aller au-delà des faits. Quand je coupe les nerfs, je fais de la paralysie, mais personne n'est allé couper les nerfs pour préparer la congestion inflammatoire spontanée. Singulière paralysie qui se réduit et se guérit intantanément dans la congestion superficielle de la face que déterminent les émotions les plus fugaces de la pudeur ou de l'amour!

Je ne crois pas qu'il y ait paralysie vaso-motrice dans la plupart des congestions; en tout cas, je récuse les conséquences exagérées d'une expérience mal interprétée.

Il n'y a pas de paralysie des extenseurs dans l'action prédominante des fléchisseurs; il n'y a pas de paralysie du cœur dans la diastole ventriculaire, etc. En tous ces faits je ne vois que l'organisation d'un antagonisme avec prédominance alternative. Il n'y a pas de paralysie des artères dans la diastole artérielle. Là encore il y a puissances antagonistes avec prédominance alternative. L'analogie nous pousserait à considérer les alternatives de congestion et d'anémie, de sécrétion et d'acrinie, soit hygide, soit morbide, comme le résultat de puissances antagonistes avec prédominance alternative.

La constitution vasculaire des parenchymes et des glandes autorise-t-elle cette analogie jusqu'ici simplement rationnelle dans l'exposition que je poursuis? Je le crois.

Étudions les deux derniers faits d'antagonisme circulatoire que j'indiquais tout à l'heure : ces deux faits sont entièrement élucidés dans leur sujet et dans leur fonctionnement, et comme ils sont les plus analogues au fait en question, ils nous permettront peut-être de faire un pas de plus vers la précision des conditions d'antagonisme vasculo-capillaire.

Dans la diastole ventriculaire, avons-nous dit, il n'y a pas paralysie du ventricule; seulement l'action de ce muscle se réduit à la tonicité de tissu au moment même où le muscle de l'oreillette emploie la contractilité nervoso-musculaire; cette dernière force est de même ordre que l'autre; elle lui est parfaitement contraire, enfin elle lui est de beaucoup supérieure. Si on voulait des chiffres à ces mesures, la science permettrait aujourd'hui de les déterminer. Toute la merveille, dans cet antagonisme, est dans l'alternative. La contractilité de l'oreillette entre en acte au moment même où le ventricule est réduit à la tonicité simple de tissu. Or, ces actes de contraction alternative des oreillettes et du ventricule sont gouvernés par des nerfs, tous les deux par des nerfs cardiaques. Je dis, même quand l'anatomie n'aurait pas encore élucidé la question, que des nerfs moteurs spéciaux aboutissent, les uns au ventricule, les autres à l'oreillette, et que ces nerfs sont indépendants; car il serait contradictoire avec la notion d'excito-motricité, que le même nerf, allant au ventricule et à l'oreillette en même temps, fût excitateur de contraction dans le ventricule au même moment où il n'exciterait rien dans l'oreillette, *et vice versâ*. Allons plus loin. Nous savons aujourd'hui que les nerfs conducteurs de motricité ne sont pas excitateurs par eux-mêmes; l'excitation émane d'une cellule aboutissante centrale placée, soit dans un ganglion, soit dans la moelle, soit dans le cerveau. Je dis que des cellules excitatrices différentes et complétement indépendantes gouvernent, les unes la contractilité ventriculaire, et les autres la contractilité auriculaire. Il serait clairement contradictoire que la même cellule excitatrice fût dans le même moment excito-motrice pour le ventricule et anexcitatrice pour l'oreillette, *et vicè versâ*. Ce n'est pas tout encore. Nous savons qu'une cellule excito-motrice n'est pas toujours et continuellement en acte d'excito-motricité; nous savons au contraire que cet acte est fugace, instantané, intermittent. Or, il serait contradictoire de supposer que cette alternative d'action et d'inaction fût une émanation de la cellule excitatrice elle-même ; ce serait admettre l'absurdité d'un effet sans cause. Aussi la science physiologique nous permet-elle d'aller plus loin. Elle nous dit que tout acte excito-moteur est précédé d'un acte de sensitivité qui le détermine en son temps, en son lieu, dans sa durée et dans son intensité. C'est dans l'organisme de la sensibilité que nous allons trouver la loi de prédominance et la loi d'alternative.

Tout contact, tout changement d'état anatomique est cause d'impression sensible pour les tissus vivants. Autrefois on ne connaissait de la sensibilité que ce qui était témoigné par la conscience. La science aujourd'hui nous oblige à aller au-delà. De même que la conscience ne témoigne pas qu'elle coordonne les mouvements musculaires complexes de la volonté, et que dès lors nous les rapportons à des centres excito-moteurs coordinateurs indépendants de la conscience; de même, nous savons que l'acte musculaire suscite une impression sensible qui mesure l'intensité absolue et proportionnelle de sa contraction, sans que la conscience en soit avertie. En un mot, nous savons aujourd'hui, de science certaine, que des infinités d'actes de sensibilité et de sensitivité se produisent en nous sans que notre conscience en soit habituellement avertie. Nous connaissons aujourd'hui les actions réflexes de la moelle ; on est enfin forcé de reconnaître les actions réflexes ganglionnaires. Toute la vie végétative, toutes les subordinations, toutes les coordinations d'actes vitaux affirment aujourd'hui les actions réflexes, c'est-à-dire les transmutations de la sensibilité en mouvement. Je ne dépasserai donc pas les affirmations de la science éprouvée en prenant les données précédentes pour point d'appui dans l'achèvement de ma démonstration.

Quand la diastole auriculaire est complète, elle tend à s'exagérer par l'afflux continu du courant veineux : dès lors ses fibres musculaires sont distendues; cette distension détermine une impression dans les filets de sensibilité musculaire de ses parois. Cette impression est transmise par le filet nerveux sensitif. On sait que ce filet n'est pas sensitif par lui-même; il est sensitif par une cellule spéciale qui rompt sa continuité dans le centre nerveux superposé. C'est cette cellule aboutissante qui perçoit l'impression de distension auriculaire.

Assurément cette cellule n'est pas la même à laquelle aboutissent les filets de sensibilité musculaire du ventricule, car il y aurait radicale impossibilité qu'il y eût en même temps, dans la même cellule, sensation de distension musculaire et sensation de relâchement musculaire. Au moment donc où l'impression de distension auriculaire se produit sur une cellule, une impression nulle, au contraire, émanant du ventricule, se produit dans une autre cellule. Joignez alors la cellule sensitive de distension auriculaire à la cellule excito-motrice auriculaire d'un côté, et, d'un autre côté, la cellule sensitive de distension ventriculaire à la cellule excito-motrice ventriculaire, et vous aurez alors le sujet anatomique et physiologique des fonctions cardiaques et de leur prédominance alternative.

Il n'y a plus là ni exceptions, ni impossibilités, ni paralysie, ni nerfs d'arrêts; tout s'explique de la façon la plus logique. Il n'y a plus d'effet sans cause : le cœur se relie au reste du corps, le corps se relie à l'univers; il n'y a pas lésion de continuité dans le système.

Après ce premier exemple, élucidons en quelques mots le second exemple que j'ai choisi.

Je répète qu'il n'y a pas de paralysie des artères dans la diastole artérielle.

On sait aujourd'hui que les tuniques artérielles sont rétractiles et contractiles en même temps. Par la tunique élastique, elles sont rétractiles après distension passive et purement physique; par une véritable tunique musculaire, elles sont contractiles. La rétractilité se produit sans intermédiaire nerveux; la contractilité au contraire obéit à une excito-motricité nerveuse émanant d'une cellule centrale en communication avec une autre cellule sensitive excitée elle-même, entre autres conditions, par l'impression qui résulte de la distension artérielle produite par le passage de l'ondée cardiaque. Comme ce passage de l'ondée cardiaque se fait isolément, et pour ainsi dire instantanément, la distension qui produit l'impression sensible par suite de laquelle est suscitée la contraction artérielle, se produit coïncidemment avec la systole ventriculaire, et dès lors la systole artérielle est produite immédiatement après, de manière à prolonger vers les capillaires l'impulsion du sang commencée par le cœur. Ici encore, quoique à intervalle presque nul, la systole artérielle succède à la systole cardiaque. Mais au moment de la diastole artérielle, il n'y a réellement pas paralysie de la contractilité de ces vaisseaux : il y a simplement prédominance alternative de la part du ventricule.

Je crois donc que les congestions des fonctions physiologiques ou pathologiques ont un même mécanisme de production, c'est-à-dire deux compartiments antagonistes gouvernés par des influences nerveuses indépendantes.

Rappelons les dispositions anatomiques des capillaires contractiles appartenant à chacun des territoires parenchymateux ayant la même vie ou la même fonction.

Cl. Bernard, dans ses leçons publiées en 1865, dans la *Revue des cours scientifiques*, établit que la circulation capillaire se fait alternativement ou simultanément par deux voies différentes : l'une est la voie courte, rapide et directe par des canaux contractiles allant d'une artériole à une veinule; cette voie est suivie, dans le repos fonctionnel nutritif ou secrétoire, de la section vasculaire observée; l'autre est la voie longue, lente et indirecte par les capillaires non contractiles parcourant les parties du parenchyme dont la fonction nutritive ou secrétoire est l'œuvre même. Cette voie est suivie dans l'activité nutritive ou secrétoire de la section vasculaire dont il s'agit.

Les capillaires contractiles forment, à l'entrée de ces territoires parenchymateux, deux sortes de sphyncters antagonistes. J'appellerai sphyncter direct celui qui ferme par sa contraction le passage direct à travers les capillaires non contractiles, et sphyncter indirect celui qui ferme le passage d'inosculation des artères aux veines. Le sphyncter direct ferme le courant capillaire, le sphyncter indirect ferme le courant d'inosculation.

Toute mon hypothèse pour compléter l'analogie si remarquable que nous observons entre les actions physiologiques de la circulation capillaire et leur sujet anatomique d'une part, et d'autre part les actions physiologiques des segments cardiaques, consiste à supposer que des nerfs vaso-moteurs différents excitent alternativement la contraction prédominante de l'une ou de l'autre espèce de sphyncter capillaire. Quand le vaso-moteur du sphyncter indirect détermine la contraction du capillaire d'inosculation, le sang ne passe plus directement des artères dans les veines; il est obligé de venir distendre et mettre en fonction le territoire capillaire non contractile. Quand le vaso-moteur du sphyncter direct détermine la contraction des capillaires indirects ou non contractiles, ceux-ci ne reçoivent plus de sang, la fonction d'organe se supprime, et tout le sang passe, pour ainsi dire, sans utilisation, des artères dans les veines.

Un schema très-simple pourrait figurer ce que je m'efforce de décrire.

Je parlais d'hypothèse tout à l'heure, mais j'avais tort : les faits anatomiques concordants que je suppose sont prouvés 1° par la voie anatomique, au moyen des injections de Sucquet et de quelques autres; 2° par la voie physiologique, au moyen même des expériences de Cl. Bernard, rappelées par Vulpian dans la Revue des cours scientifiques, mais encore inexpliquées par lui.

En effet, la corde du tympan est clairement un nerf vaso-moteur pour la glande sous-maxillaire, et on sait que, anatomiquement, cette corde du tympan n'est pas une dépendance du grand sympathique; on sait, par l'expérience même, que les résultats de sa section ou de son irritation sont contraires aux résultats de la section des filets vaso-moteurs sympathiques de la même glande. Telle est la source simple et lumineuse des difficultés que Vulpian s'est, dernièrement encore, efforcé, mais vainement, d'expliquer par des actions impossibles de succion exercée par des éléments anatomiques.

Tout s'explique de la façon suivante : les sphyncters d'inosculation obéissent à la corde du tympan, et les sphyncters des capillaires obéissent aux filets sympathiques. Si une action d'excito-motricité ne vient pas susciter l'activité de la corde du tympan, la glande est en repos fonctionnel, et le sang passe directement des vaisseaux artériels dans les veines par les voies d'inosculation. Si une impression produite par les aliments dans la cavité buccale, ou par la vue seule d'un mets savoureux, vient exciter le centre réflexe qui envoie son excitation motrice par la corde du tympan, les voies d'inosculation se contractent, dominent les sphyncters capillaires, obligent le sang à parcourir tout le tissu glandulaire, et la glande entre en fonction, livrant passage, dans ses capillaires, presque à toute la circulation qui lui appartient.

La congestion passagère ou inflammatoire ne s'explique pas non plus d'une autre façon.

Je dirai donc, plus d'actions paralysantes.

Vu bon à imprimer.
A. RICHET.

Vu et permis d'imprimer.
*Le Vice-Recteur de l'Académie,*
A. MOURIER.

## QUESTIONS

### SUR LES DIVERSES BRANCHES DES SCIENCES MÉDICALES.

*Anatomie et histologie normale.* — Muscles et aponévroses du cou.

*Physiologie.* — De la sécrétion rénale; composition de l'urine.

*Physique.* — Effets physiques et chimiques des courants électriques; applications diverses.

*Chimie.* — Combinaison de l'hydrogène avec le phosphore, l'arsenic et l'antimoine; propriétés et préparations de ces composés.

*Histoire naturelle.* — Des feuilles; leur structure, leur position, leur forme; termes employés pour indiquer leurs plus ou moins grandes divisions; qu'entend-on par feuille simple, composée et décomposée; des phyllodes, des stipules, des bractées, de la phyllotaxie.

*Pathologie externe.* — Des fistules et des tumeurs lacrymales.

*Pathologie interne.* — De l'embolie pulmonaire.

*Pathologie générale.* — De la congestion.

*Anatomie et histologie pathologiques.* — Des perforations pulmonaires.

*Médecine opératoire.* — Du massage des membres; de sa valeur et de la manière de le pratiquer.

*Pharmacologie.* — Comment prépare-t-on et purifie-t-on les huiles essentielles; comment peut-on reconnaître si elles sont falsifiées.

*Thérapeutique.* — Des antipériodiques.

*Hygiène.* — De la sophistication du vin.

*Médecine légale.* — Empoisonnement par les champignons vénéneux; symptômes; altérations pathologiques; traitement.

*Accouchements.* — De l'accouchement par la face.

Vu bon à imprimer,
A. RICHET.



Vu et permis d'imprimer.
*Le Vice-Recteur de l'Académie,*
A. MOURIER.

Reims, Imprimerie et Lithographie de E. LUTON.

www.ingramcontent.com/pod-product-compliance
Lightning Source LLC
LaVergne TN
LVHW020336230826
846091LV00003B/900

*9782019635190*